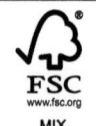

Mein Brustkrebs heißt Hermann

Wie er die Räumungsklage erhielt und ich die Zuversicht nicht verlor

Gedanken fördern die Heilung

Ein Krebsbefund stellt die Autorin vor eine besondere Herausforderung in ihrem Leben. Wie sie sie erlebte und bewältigte, erzählt sie kurzweilig und fesselnd in diesem Tagebuch mit wachem Auge, der Neugier einer Wissenschaftlerin und ihrem herzerwärmenden Lebensbezug. Trotz Krebsdiagnose, Operation und Therapie will sie ihren vertrauten Alltag weiterleben und gestalten.

Als ihre Seele ungeahnt in arge Bedrängnis gerät, macht sie sich klar, dass mit ihrer tumorbefallenen Brust zwar 10% betroffen, doch 90% weiter unversehrt sind. Zugute kommt ihr überdies, dass sie als erfolgreiche Coach mit jahrzehntelanger Erfahrung nun in der Lage ist, für sich selbst den Weg zu finden und zu ebnen. Sicher braucht es Glück dazu. Doch wer das Glück sucht, der zieht es an.

Ursula Kraemer studierte Sozialwissenschaften mit Abschluss Magister. Sie widmete sich über einen langen Zeitraum der universitären Forschung und Lehre und schloss danach eine umfangreiche Coachingausbildung ab. Seit mehr als 20 Jahren arbeitet sie als Coach und Mediatorin in eigener Praxis in Friedrichshafen. Ihre Schwerpunkte sind berufliche und persönliche Zielfindung, Persönlichkeitsentwicklung, Kommunikation und Kooperation. Ursula Kraemer hat mehrere Bücher veröffentlicht und ist Webautorin.

Impressum
© Ursula Kraemer
Alle Rechte Ursula Kraemer, Friedrichshafen 2019
Satz, Umschlaggestaltung und Fotos im Buch: Ursula Kraemer
Portraitfoto S. 132 Ilja Mess, Überlingen
Beratung: Felix Maier, Berlin
Lektorat: Peter van der Heyde, Friedrichshafen
Herstellung und Verlag: BoD- Books on Demand, Norderstedt
ISBN 9783748193050
Printed in Germany

Dieses Buch widme ich den beiden für mich wichtigsten Ärzten, die mich mit großer Kompetenz und menschlicher Zuwendung durch die Behandlung begleitet haben.

Inhalt

Eins vorweg

Liebe Leserin*,

vielleicht hast du dieses Buch zur Hand genommen, weil auch du von Brustkrebs betroffen bist. Oder du befürchtest, als Frau irgendwann einmal diese Diagnose selbst zu kommen. Vielleicht bist du Angehörige oder Freundin einer betroffenen Frau und möchtest diese unterstützen. Als ich die Diagnose bekam, war ich überall auf der Suche nach Informationen. Ich habe Bücher gelesen, sogar ärztliche Doktorarbeiten zu verstehen versucht, habe im Netz gesurft und Berichte in einschlägigen Foren gesichtet. Ich wollte wissen, was in meinem Körper geschieht und was mit der Behandlung auf mich zukommt. Meine Erfahrung, meine Gedanken und Gefühle in jener Zeit habe ich in einem Tagebuch notiert. Dieses möchte ich hier mit dir teilen.

Ich weiß, dass keine Diagnose der anderen gleicht und jede Frau körperlich und seelisch anders darauf reagiert. Ich will mich mit diesem Buch nicht als Vorbild darstellen und behaupten, es sei alles ganz einfach und leicht zu ertragen. Nein, denn sicher habe ich Glück gehabt, sowohl mit der Diagnose als auch mit meinen betreuenden Ärzten. Doch das allein ist es nicht. Ich bin überzeugt, dass Gedanken einen großen Anteil daran haben, wie wir die Dinge erleben und meistern. Ich möchte dir schildern, was mir geholfen hat, diese Zeit zu überstehen. Nimm für dich heraus, was du brauchen kannst. Ich wünsche dir für die Behandlung die besten Ärzte und Therapeuten, liebevolle Menschen, die dich begleiten, und die innere Stärke, trotz auftretender Beeinträchtigungen diese Zeit positiv zu gestalten.

Ursula

*Lieber Leser, auch als Mann bist du hier willkommen.

Die Entdeckung Hermanns

14.7.16

Im Halbschlaf höre ich die Vögel im Garten singen. Es ist noch sehr früh am Morgen, doch sie haben ihren eigenen Rhythmus und der lässt sie beizeiten den Tag begrüßen. Ich aber möchte noch ein bisschen liegen bleiben und meinen Gedanken nachhängen. In wenigen Tagen werde ich im Flugzeug nach Berlin sitzen, dort lebt mein Sohn Robert mit seiner Familie. Wir freuen uns alle sehr auf ein Wiedersehen, das letzte Mal ist Monate her. Zusammenzusitzen und zu erzählen und voneinander zu hören, ist eben doch etwas anderes als nur zu telefonieren oder zu skypen. Vor allem will ich mit den beiden kleinen Enkeln spielen, dabei sein, wenn sie klettern und kicken, mit ihnen eine Spielstraße bauen oder die Mau-Mau-Karten legen.

Ich öffne die Vorhänge, die Sonne erfüllt den Raum. Was für ein schöner Tag! Die Glitzerkugel, erstanden auf einem Markt in Paris, baumelt am Griff des Dachfensters. Sie wirft die auf sie fallenden Sonnenstrahlen zurück und zaubert kleine Lichtflecke an Wand und Boden. Miou, meine Tigerkatze, schleicht durch den Türspalt herein, sie hält kurz inne und versucht dann, die tanzenden Kreise zu jagen. Als sie merkt, dass sie sie nicht festhalten kann, gibt sie auf und trollt sich wieder. Nicht ohne mir mit einem klagenden Laut zu bedeuten, dass es höchste Zeit für das Frühstück wäre.

Im Bad, beim Blick in den Spiegel, fällt mir eine kleine Wölbung über der rechten Brust auf. Vorsichtig taste die Stelle ab, sie ist ungefähr zwei Finger breit. Sie fühlt sich hart an und lässt sich nicht verschieben. Ich taste weiter: Sonst ist in dieser Brust und auch in der anderen alles in Ordnung, nur eben diese eine Stelle. Tausend Gedanken schwirren mir durch den Kopf. Doch eigentlich kann es nur eine harmlose Verdickung sein, denke ich, denn schließlich hat meine Gynäkologin bei der Vorsorgeuntersuchung vor einem halben Jahr auch die Brust untersucht und nichts

Verdächtiges gefunden. Das beruhigt mich. Erst nach der Rückkehr von Berlin will ich mich um den Knoten kümmern.

20.7.16

Kaum haben wir mit dem Bagger ein großes Loch in den Sand gegraben, springt Clemens auf und rennt los. „Oma, Oma, komm schaukeln!" Er setzt sich auf die eine Seite der Wippe und wartet ungeduldig darauf, dass ich ihn mit meinem Gewicht in die Lüfte hebe. Rauf und runter, ohne Unterlass. Er lacht aus vollem Hals und kann nicht genug bekommen. „Und jetzt rutschen!", fordert er. Doch ich brauche eine Pause. Ich kann meinen Tastbefund nicht mehr für mich behalten und möchte Sandra, meiner Schwiegertochter, davon erzählen. Sie ist nach meinem Lebensgefährten Peter die erste Person, mit der ich darüber spreche. Mir fällt auf, wie sehr ich eine mögliche harmlose Erklärung für den Knoten betone, ganz so, als müsste ich sie beruhigen. Doch eigentlich soll es mehr eine Beruhigung für mich sein. Wir schweigen beide. Um mich abzulenken, lasse ich den Blick schweifen. Unter den Bäumen in der Ecke des Spielplatzes sitzt eine Gruppe von Frauen zum Picknick auf dem Boden. Sie tragen lange Kleider und Kopftücher und unterhalten sich angeregt in einer mir fremden Sprache.

Ich knie mich zu Pepe, dem knapp zweijährigen Enkel, in den Sandkasten und backe mit ihm Kuchen, den wir mit Hölzchen, Blättern und Steinchen verzieren. Dann ist es Zeit aufzubrechen. Ich erhebe mich, will über den Rand des Kastens steigen, trete zu kurz und falle rücklinks in den Sand. Sandra reicht mir die Hand, die Frauen unter dem Baum springen auf und schauen erschrocken, was passiert ist. Ich erhebe mich, klopfe den Sand von meiner Kleidung und bedeute mit Gesten, es sei alles in Ordnung.

22.7.16

In schlaflosen Nächten surfe und lese ich lange im Internet. Ich versuche herauszukommen, ob mein Knoten gutartig ist und woran ich erkennen könnte, dass es sich doch um Krebs handelt. Ich stoße auf fundierte medizinische Seiten, die die Fakten benennen, doch gibt es auch unzählige Foren, in denen von Brustkrebs betroffene Frauen offen über ihren Krankheitsverlauf berichten. Sie schreiben sich den Schrecken der Diagnose von der Seele und schildern die Qualen, die sie während der Therapien erdulden mussten. Mit den Zahlen und Begriffen, die ihren Tumor kennzeichnen, kann ich nichts anfangen. Von anderen Forenbesucherinnen bekommen sie Hilfe und genauere Informationen und vor allem aber Zuspruch[1.]

Auch diejenigen, die die Krankheit bereits hinter sich haben, bringen sich immer wieder ein. Ein Zeitstrahl am Ende eines jeden ihrer Kommentare zeigt an, wie lange diese Frauen schon ohne Rezidiv, ohne Rückfall, sind. Auch wenn in mir langsam die Gewissheit wächst, dass ich bald zu den Brustkrebspatientinnen gehören könnte, macht mir diese Angabe am meisten Mut. Mit den modernen Therapien lässt sich ein Tumor vielleicht beseitigen oder zumindest eine Zeit lang in Schach halten.

1.8.16
Der Besuch bei der Frauenärztin fällt kurz aus. Sie tastet flüchtig den Knoten und kommt dann ohne Umschweife zu dem Schluss: „Das muss abgeklärt werden. Machen Sie einen Termin für eine Mammographie." Mich ärgert dieser knappe Kommentar, war ich doch erst vor wenigen Monaten zur Krebsvorsorge bei ihr. Das Abtasten damals ergab keinen Befund.

Zum Glück kann ich die Untersuchung in der Röntgenpraxis bereits für den Nachmittag vereinbaren. Das Warten erscheint mir jetzt schlimmer als die Gewissheit. Doch in meinem Optimismus hoffe immer noch auf eine erlösende Nachricht.

Ich sitze in der kleinen, kaum mehr als einen Quadratmeter großen, fensterlosen Umkleidekabine und warte mit entblößtem Oberkörper darauf, dass mich die Röntgenassistentin holt. Mich fröstelt. Wohl nicht, weil die Temperatur im Raum nicht stimmt, sondern eher, weil ich nicht in der Lage bin abzuschätzen, welche Konsequenzen diese Untersuchung nach sich ziehen kann. Endlich werde ich in den angrenzenden, verdunkelten Raum gebeten. Hier herrscht die Technik.

Die Röntgenassistentin positioniert mich resolut vor dem großen Mammographiegerät in der Mitte des Raums, legt meine Hände an die Haltegriffe rechts und links und verdreht meinen Oberkörper so, wie sie es für die Aufnahme braucht. Sie wird, wie immer bei einer Mammographie, von jeder Brust zwei Bilder machen, eines von oben, eines von der Seite. Dieses Mal ist es besonders unangenehm. Die Assistentin presst nicht nur meine Brust zwischen die beiden Scheiben, sondern versucht, auch einen Teil der Achsel zu erreichen. Ich beiße die Zähne zusammen. Zum Glück ist es schnell vorbei. Wieder heißt es warten. Dieses Mal darauf, dass ein Arzt mir der Befund erläutern wird.

Im Wartezimmer bin ich allein. Es ist kurz vor Ende der Sprechstunde. Draußen verabschieden sich die ersten Helferinnen von ihren Kolleginnen und wünschen sich gegenseitig fröhlich einen schönen Feierabend. Durch ein weit geöffnetes Fenster höre ich den Straßenlärm, dazwischen ein Kinderlachen. Ich greife eine Zeitschrift aus dem Stapel, der auf dem Tisch liegt, und blättere gedankenlos Seite um Seite um. Es fällt mir schwer, mich auf den Inhalt zu konzentrieren. Wie viele Menschen haben hier wohl schon zwischen Hoffen und Bangen auf das Ergebnis ihrer Untersuchung gewartet? Was kommt auf mich zu? Wie wird sich mein Leben verändern?

Endlich werde ich vom Röntgenarzt hereingerufen. Auch hier ist der Raum verdunkelt. Er bittet mich vor den Arbeitstisch und so stehen wir Seite an Seite vor dem großen Bildschirm mit den Aufnahmen meiner beiden Brüste. Zuerst zeigt der Arzt mit einem Stift auf das Bild meiner linken Brust. „Sehen Sie, so soll das aussehen." Dann wendet er sich der Aufnahme der rechten Brust zu und umkreist einen weißen Fleck, dort, wo ich die Verdickung spüre. „Und hier" sagt er, „hier ist etwas nicht in Ordnung. Das gehört hier nicht hin." Um seine Worte zu unterstreichen, klopft er mit dem Stift auf den weißen Fleck. Ich starre auf das Röntgenbild. „Jetzt hat es dich also auch erwischt", fährt es mir durch den Kopf. „Mir war klar, dass es so oder so sein kann" antworte ich und führe beide Hände weit auseinander: die linke, um eine harmlose Erklärung anzuzeigen, die rechte für eine bedrohliche Erkrankung.

„Und jetzt ist es so.", meint der Röntgenarzt und zeigt mit seinen Händen einen nur noch kleinen Spalt. Es ist also ernst. Er wird die Daten ins Brustzentrum des Klinikums schicken und vereinbart dort den Termin für eine Biopsie. Erst dann wird es möglich sein, eine sichere Diagnose zu stellen. Ich dränge darauf, erst in einer Woche hingehen zu müssen. Für die nächsten Tage habe ich einiges in meinem Kalender stehen, auf das ich mich sehr gefreut habe. Das möchte ich nicht streichen müssen und hoffe darauf, es trotz allem möglichst unbeschwert erleben zu können.

3.8.16

Das Zusammensein mit meiner Freundin Christine ist etwas Besonders. Leider finden wir nur wenige Male im Jahr Zeit für ein Wiedersehen, denn wir sind beide selbständig und haben dazu oft noch Abendtermine. Doch wenn wir zusammensitzen, gibt es immer viel zu erzählen. Wir kennen uns schon sehr lange, sind sehr vertraut miteinander. Unsere inzwischen erwachsenen Kinder waren zusammen in die Schule gegangen, über eine lange Zeit hatten wir große gemeinsame berufliche Aufträge. Wir haben zusammen Feste und Erfolge gefeiert und uns durch private Tränentäler begleitet.

Unser Treffpunkt ist das Kulturufer, das alljährlich im Sommer stattfindende internationale Festival der Stadt. In den Uferanlagen stehen das große und kleine Zelt, in denen am Abend Theater, Tanz und Kabarett geboten werden. Doch nach einer solchen Veranstaltung steht uns nicht der Sinn, denn dort müssten wir als Zuschauer stumm nebeneinander sitzen. Lieber bummeln wir die lange Promenade entlang, die auch am Tag bevölkert ist von Gauklern, Musikgruppen und Artisten. Wir bleiben bei den Clowns stehen, die mit ihren Darbietungen Kinder wie Erwachsene erfreuen, und staunen über die Geschicklichkeit der Akrobaten, die über Seile balancieren oder in schwindelerregender Höhe ihre Kunststücke vollführen. Wir stöbern in den Auslagen der Verkaufsstände und zeigen uns gegenseitig, was wir entdeckt haben. Schließlich finden wir in einem der Restaurants einen freien Tisch direkt am See, wo wir Salat mit Fischknusperle, frischem Baguette und Wein bestellen.

In ihrer besonnenen, ruhigen Art hört Christine mir zu, was ich in den letzten Tagen erlebt habe und was noch kommen wird. Ich erinnere mich daran, dass eine ihrer Kolleginnen vor nicht allzu langer Zeit Brustkrebs hatte und daran gestorben ist. Christine erlebte das aus nächster Nähe mit, doch mit keinem Wort erwähnt sie jetzt diese Erfahrung. Dafür bin ich ihr sehr dankbar. Sie macht mir Mut und ich weiß, dass ich auf sie zählen kann, wenn ich sie brauche.

4.8.16

Ein junger Kollege hatte mich um Unterstützung und Mitarbeit gebeten. Die Präsentation unseres Konzepts ist für diesen Tag vorgesehen. Doch statt gleich zum Kunden hineinzugehen, bleibe ich im Auto sitzen. Ich muss dem Kollegen offenbaren, dass nicht sicher ist, ob ich diesen Auftrag gemeinsam mit ihm durchführen kann. Noch weiß ich nicht, welche Nebenwirkungen die Therapie haben wird und ob ich in der Lage sein werde, wie zugesagt verlässlich vor einer Seminargruppe zu stehen. Es tut mir leid, ihn möglicherweise im Stich lassen zu müssen, doch möchte ich auch nicht versprechen, was ich nicht halten kann.

5.8.16

Seit ihrer Ankunft in Deutschland vor einem Jahr begleite ich eine siebenköpfige syrische Flüchtlingsfamilie und unterstütze sie dabei, sich hier zurecht zu finden. Ich helfe ihnen, sich für den richtigen Sprachkurs anzumelden, die Arbeitsweise der Behörden zu verstehen, erläutere den Inhalt ankommender Briefe und organisiere einen Dolmetscher für den Arztbesuch. Ich begleite Familienangehörige zu Terminen und nehme sie mit zu Veranstaltungen und Festen, damit sie etwas von der deutschen Kultur erfahren.

Im Gegenzug dazu lerne ich ihre herzliche Gastfreundschaft kennen, mache Bekanntschaft mit ihren Sitten und Gebräuchen, darf beim Fastenbrechen in der Familie dabei sein und so typische Gerichte kosten.

Solange sie die Sprache noch nicht beherrschen, unterhalten wir uns über das Handy, auf das ich die arabische Tastatur und den Übersetzer geladen habe. Ich tippe ein, was ich sagen möchte, lasse meine Worte vom Programm auf Arabisch übersetzen, reiche Tuka, der ältesten Tochter, das Handy, damit sie lesen kann, was ich meine. Sie stellt die Tastatur wieder um, damit sie ihrerseits auf Arabisch tippen kann. Es funktioniert wunderbar. Ich vermittle ihr so, was sie von Deutschland wissen möchte, und lerne viel über Syrien und die syrische Kultur.

Als mein Einsatz für diese Familie bekannt geworden war, werde ich gefragt, ob ich einen eigens für geflüchtete Frauen eingerichteten Nähtreff betreuen würde. Ich sage zu, jeden Freitagvormittag Interessierte aus Afghanistan, Syrien, Eritrea und aus dem Irak darin zu unterstützen, an gespendeten Nähmaschinen Kleidungsstücke auszubessern oder aus ebenfalls gespendeten Stoffen neue zu schneidern oder mit der Wolle zu stricken. In diesen Stunden darf ich erfahren, dass Frauen über alle Kulturen hinweg die Freude am Tun, die liebevolle Sorge um die Kinder und die Herzlichkeit untereinander verbindet. Auch stelle ich fest, wie leicht und sorglos sie im Gegensatz zu uns Deutschen im Umgang mit Schere und Nadel sind. Kein Heften, kein Abstecken, kein Schnittmuster. Sie legen den Stoff auf den Tisch, schneiden die Konturen des gewünschten Kleidungsstücks nach, legen das Ganze unter die Maschine und nähen die Nähte. Ruckzuck sind sie fertig. Das klappt natürlich nur deshalb, weil sie weite Kleider tragen, die die Körperform nicht einmal ahnen lassen. Da braucht es keinen exakten Sitz.

Jetzt sitze ich wieder in dieser Runde, erkläre Strickmuster, helfe beim Zuschneiden und springe ein, wenn eine der alten Nähmaschinen wieder einmal den Dienst versagt und statt einer geraden

Naht nur Fadenknäuel produziert. Ich frage mich, wie lange ich dieses Engagement und auch das für meine syrische Familie werde aufrechterhalten können, wenn in Zukunft Arzt- und Krankenhaustermine anstehen und ich mit den Folgen einer Therapie zu kämpfen habe. Ich nehme mir vor, diese Vormittage im Nähtreff so lange wie möglich anzubieten. Etwas für andere und mit anderen zu tun, lenkt ab von der eigenen Befindlichkeit. Als ich den Frauen radebrechend mitteile, dass ich voraussichtlich eine Weile nicht werde kommen können, und mit Gesten den Grund andeute, umarmen sie mich anteilnehmend und herzlich. Es gibt Dinge, die Frauen über alle Grenzen und Kulturen hinweg verbinden.

6.8.16
Im Sommer fahren regelmäßig Tanzschiffe auf dem Bodensee. Im Vorjahr waren wir bereits mit viel Freude dabei gewesen und so ist klar, dass wir uns dies auch heuer nicht entgehen lassen wollen. Die Tickets sind gekauft und ganz gleich, was ist oder kommt, diesen Abend möchte ich voll auskosten. Das Schiff legt in Bregenz ab, dreht eine große Runde auf dem östlichen See und kehrt nach Mitternacht wieder in den heimischen Hafen zurück. Wir kleiden uns fein und fahren mit einem befreundeten Paar so rechtzeitig los, dass vor dem Ablegen noch ausreichend Zeit bleibt, durch die Altstadt zu flanieren, Pizza zu essen und zum Abschluss noch ein Eis zu genießen.

Der Andrang ist groß, als wir endlich aufs Schiff dürfen. Doch wir haben reservierte Tischkarten, kein Grund also zu drängeln oder zu befürchten, keinen guten Platz zu bekommen. Alle Besucher sind festlich gekleidet, einige der Frauen scheinen den Sechziger Jahren entsprungen, sie tragen weit schwingende Röcke über einem gestärkten Petticoat und Ballerinas, sie sind hübsch anzusehen. Auf den drei Decks verteilen sich die Gäste so gut, dass kein Gefühl von Enge aufkommt und auch genug Platz zum Tanzen ist. Die Tische sind weiß gedeckt, Gläser stehen bereit. Das Schiff legt ab, wir fahren dem Sonnenuntergang entgegen. Auf dem oberen Deck spielt eine Band moderne Rhythmen und Stücke aus vergangenen Zeiten. Wir tanzen viel und ausgelassen in dieser lauen Sommernacht.

Plötzlich merken wir, dass das Schiff langsamer wird und Kurs auf das Schweizerische Ufer nimmt. Dort bleibt es in einigem Abstand liegen. Der Kapitän stellt die Motoren ab und löscht das Licht an Bord. Alle schauen sich fragend an, doch dann wird klar, was der Grund dafür ist: Die ersten Raketen eines Feuerwerks steigen in den Himmel. Ein Feuerwerk nur für uns. Es folgen weiße Rosetten, bunte Spiralen, glitzernde Fontänen. Peter steht hinter mir und hält mich fest. Ich fühle mich geborgen und vermag aber den Gedanken, was kommen kann, nicht zu verdrängen. Doch gerade deshalb, weil ich es nicht weiß, genieße ich die Gesellschaft unserer Freunde, die Musik, das Tanzen und das Feuerwerk ganz besonders.

8.8.16
Der Biopsietermin ist für Montagmorgen um 8 Uhr angesetzt. Obwohl ich im Internet nachgelesen habe, wie sie abläuft, habe ich doch große Angst vor dieser Prozedur, bei der meiner Brust, diesem empfindsamen Körperteil, durch einen Schnitt Proben entnommen werden sollen.

„Die Stanzbiopsie ist heute die Standardmethode für die Gewebeentnahme aus Knoten und Herdbefunden, die im Ultraschall sichtbar sind. Dazu wird eine etwa 1,5 mm dicke Hohlnadel mit einem Stanzgerät nach örtlicher Betäubung mit hoher Geschwindigkeit in die Brust geschossen.", lese ich im Internet. Das klingt dramatisch, soll jedoch zumeist völlig schmerzlos sein. „Dabei werden unter Ultraschallkontrolle drei bis fünf kleine zylinderförmige Stanzen aus unterschiedlichen Stellen des verdächtigen Gebietes entnommen, die Haut muss dazu jedoch nur einmal durchstochen werden."

Ich tröste mich damit, dass dies im zertifizierten Brustzentrum des Klinikums gemacht wird. Spezialisten der verschiedenen Fachrichtungen arbeiten hier zusammen, sie beraten die einzelnen Fälle und stimmen gemeinsam die individuelle Therapie ab. Sie haben Erfahrung mit solchen Eingriffen und deren Auswertung, bei ihnen werde ich hoffentlich in guten Händen sein.

Die junge Ärztin, Dr. M., kommt mir entgegen, sie begrüßt mich freundlich mit Handschlag und geht voran ins Sprechzimmer. Dort soll ich den Oberkörper freimachen und mich auf die Behandlungsliege legen. Sie breitet ein weißes Papiertuch auf meinem Bauch aus und legt darauf ab, was sie für den Eingriff braucht. Damit ich das Skalpell nicht spüre, gibt sie mir eine Spritze. Dann ritzt sie einen kleinen Zugang in meine Brust, durch den sie die Hohlnadel einführen kann. Mit der Ultraschallsonde fährt sie meine Brust ab, bis sie die Position der Verdickung gefunden hat. Sie wird von nun an alles, was sie tut, am Bildschirm kontrollieren. Damit ich ebenfalls den Weg der Hohlnadel verfolgen kann, dreht sie den Monitor in meine Richtung.

„Sie können ganz unbesorgt sein.", beruhigt sie mich, „Es tut nicht weh, wenn ich die Proben entnehme. Allerdings gibt es durch die Geschwindigkeit, mit der die Stanze in das Gewebe geschossen wird, jedes Mal einen lauten Knall." Die Ärztin entnimmt sechs Gewebeproben; jede einzelne der Stanzzylinder streift sie sorgsam auf dem Papier auf meinem Bauch ab. Ich erschrecke beim ersten Knall, dann habe ich mich daran gewöhnt. Ich spüre nichts und atme auf.

Noch einmal prüft die Ärztin im Ultraschall die Lage und Größe des Knotens: Er ist 2,2 cm auf 2 cm groß. Erleichtert höre ich sie sagen „Die Lymphknoten sind unauffällig." Aber die Wahrscheinlichkeit, dass der Knoten ein bösartiger Tumor ist, verfestigt sich zur Gewissheit. In weiteren Untersuchungen muss nun abgeklärt werden, ob er sich mit seinen Zellen schon in meinem Körper ausgebreitet hat.

09.8.16
Zwei Tage dauert es bis zu den nächsten Untersuchungen. Zwei Tage, in denen ich mich mit der Tatsache auseinandersetzen muss,

Brustkrebs zu haben, ohne schon das ganze Ausmaß meiner Erkrankung zu kennen. Immer wieder habe ich in den Berichten anderer betroffener Frauen gelesen, dass die Diagnose ihnen den Boden unter den Füßen weggezogen hat, dass sie viel weinen und verzweifelt sind. Ich habe nicht ein einziges Mal geweint und frage mich, ob ich die Realität verdränge. Doch eine ganze Reihe von Gründen macht mir bewusst, warum ich trotz allem noch Glück habe:

- In meinem Alter wachsen alle Zellen langsamer, sicher auch die des Tumors.
- Ich muss keine Kinder mehr aufziehen, ich muss mich nicht einmal mehr intensiv um sie kümmern, denn sie sind erwachsen, leben ihr Leben und gehen ihren Weg. Im Gegensatz zu den jungen Frauen, bei denen Brustkrebs diagnostiziert wird. Sie haben ihr Leben noch vor sich und oft genug liegt die Sorge um ihre kleinen Kinder schwer auf ihnen. Mit ihnen fühle ich besonders.
- Als Selbständige im Rentenalter habe ich meine Berufstätigkeit bereits eingeschränkt, ich bin nicht mehr gezwungen, Geld zu verdienen. Ich kann meine Aufträge selbst terminieren und nötigenfalls auch absagen, ohne dass ein Chef sich darüber beklagt.
- Ich kann mir Ruhe gönnen, sooft ich sie brauche, und mich ganz um mich kümmern.
- Mein Leben ist ohne Streit und Stress. Ich habe einen Partner, der zur mir steht und mich unterstützt, Kinder und Freunde, die Anteil nehmen und Hilfe leisten werden, sollte es nötig sein.

10.8.16
Seit vielen Jahren schon schreibe ich Morgenseiten nach der Anregung von Julia Cameron[2], nicht regelmäßig zwar, aber doch oft. Es hilft mir sehr, mir schreibend über eine Situation, einen Plan oder ein Konzept klar zu werden und Ideen für mein weiteres Vorgehen zu finden.

Mehr als zehn dicke Blöcke habe ich schon mit meinen Notizen gefüllt. Die Themen wechseln sich ab: Mal ist es eine berufliche Frage, ein andermal eine private Entscheidung oder eine Idee, die ich umsetzen will. Wenn ich mir über etwas Sorgen mache, betrachte ich es schriftlich aus verschiedenen Perspektiven, suche Lösungen, für den Fall, dass eintritt, was ich befürchte. Und nicht selten stelle ich fest, dass meine Befürchtungen bei einer realistischen Betrachtung unbegründet sind.

Beim Schreiben kommt mir ein Bild in den Sinn: Der Tumor hat sich in mir eingenistet wie ein dreister Untermieter. Er hat von meinem Körper Besitz ergriffen und ist vielleicht schon dabei, sein Terrain zu vergrößern. Der Name Hermann steht plötzlich auf dem Papier. Ja, das passt. Hermann wird mein Tumor heißen. Mit der Krebstherapie wird er seine Räumungsklage bekommen und endgültig vertrieben werden.

Jetzt kommt eine Zeit, in der die Erkrankung und ihre Behandlung im Mittelpunkt stehen werden, und es wird viel passieren in den nächsten Wochen und Monaten. Deshalb kaufe ich mir ein dickes Heft, um darin gesammelt alles notieren zu können: die Diagnose mit ihren Daten, die Therapieschritte und ihre Wirkung, aber auch meine Ängste und meine Mutmacher. Ich verschönere die Vorderseite und die erste Innenseite jeweils mit einem Foto, das für mich eine Botschaft vermittelt.

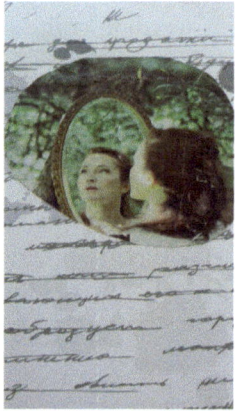 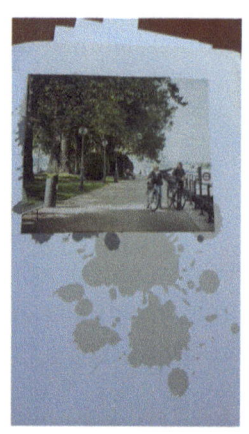

11.8.16

Brustkrebs kann lokal begrenzt sein oder im fortgeschrittenen Stadium Metastasen im Körper bilden, vor allem in Lunge, Leber oder im Skelett. Bevor die richtige Behandlung geplant werden kann, müssen Informationen über die Ausdehnung des Tumors vorliegen. Die Untersuchungen dazu sind für die nächsten Tage geplant. Wieder steigt die Anspannung. Mit welchen Ergebnissen muss ich rechnen?

Zum zweiten Mal werde ich in die Radiologiepraxis einbestellt, dieses Mal zur Kontrolle von Lunge und Leber. Bevor ich mich vor das Röntgengerät stellen soll, bindet mir die Assistentin eine Bleischürze um den Bauch, um mich vor unnötiger Strahlung zu schützen. Dann macht sie zwei Aufnahmen: eine von hinten, eine von der Seite. Das ist schnell geschehen und ich kann mich wieder anziehen. Es gibt keinen Befund, genauso wenig wie beim Ultraschall der Leber. Große Erleichterung.

14.8.16

Mit Freunden unternehmen wir eine Wanderung auf der Höri. Diese Halbinsel am Untersee des Bodensees zwischen Radolfzell und dem Schweizer Städtchen Stein am Rhein ist zum großen Teil Naturschutzgebiet. Hier lassen sich Natur- und Kunstgenuss wunderbar verbinden, denn besonders während des Krieges hatten sich viele Künstler, allen voran Hermann Hesse und Otto Dix, hierher zurückgezogen.

Beim Kaffeetrinken im Haus von Otto Dix, das heute ein Museum ist, lese ich unseren Freunden vor, wie die Halbinsel zu ihrem Namen kam: „Als Gott die Welt erschuf, formte er zuerst die Kontinente, die hohen Berge, die großen Flüsse und die Seen. Am Ende seiner Schöpfung schuf er die Kleinode dieser Erde, den Bodensee und zuletzt das hügelige, buchten- und tälerreiche Wiesenland zwischen Zellersee und Rheinsee. Als er sah, wie ‚gelungen' sein Werk war, rief er voller Stolz und Begeisterung aus: ‚Etz hör i' (Jetzt hör ich auf)".

15.8.16

Das Knochenszintigramm[3] wird bedeutend länger dauern als die Untersuchungen in der Radiologie. Als ich den Termin dafür vereinbare, empfiehlt man mir, mindestens vier Stunden einzuplanen und ausreichend Getränke mitzubringen. Wieder sitze ich in einem der langen Krankenhausflure und warte darauf, aufgerufen zu werden. Um mich herum leere Stühle, verschlossene Türen, niemand ist zu sehen. Offensichtlich ist man mit der Planung in Verzug gekommen. Ich beobachte die Zeiger der Uhr über mir. Auf 14 Uhr war ich bestellt worden. Jetzt ist es fast 15 Uhr. Die Warterei macht mich nervös. Zu lesen gibt es nichts, stattdessen studiere ich die wenigen Plakate an den Wänden. Endlich werde ich aufgerufen. Die Schwester entschuldigt sich und erläutert mir das Prozedere, das mich erwartet. Sie wird mir eine schwach radioaktive Substanz spritzen, mit Hilfe derer man bei den Aufnahmen die Durchblutung des Knochens erkennen und somit auf eventuell vorhandene Metastasen schließen kann. Danach soll ich bis zur eigentlichen Aufnahme viel trinken, denn das wirkt sich auf die Qualität der Bilder aus.

Die Spritze in die Armvene ist unangenehm, die Flüssigkeit brennt, als sie sich im Gewebe verteilt. Um mich abzulenken, konzentriere ich mich auf meinen Atem. Nach der Injektion heißt es, wieder draußen zu warten. Ich schaue hinunter auf den Weg, der vom Parkhaus zum Klinikum führt. Es herrscht reger Betrieb. Angestellte streben im flotten Schritt in den Feierabend, manche tragen die typischen Gesundheitsschuhe. Besucher mit Blumen in der Hand oder in Begleitung kleiner Kinder sind auf dem Weg zu einem Krankenbesuch. Zu wem werden sie wohl gehen? Zu Familienangehörigen, zu Vater oder Mutter, zu Freunden? Mit welchen Gedanken mögen sie unterwegs sein? Freude und Hoffnung, Angst und Aussichtslosigkeit liegen hier so dicht beieinander.

Für das Knochenszintigramm muss ich ganz ruhig liegen, während der Apparat über mir hin und her fährt. Es ist keine Röhre wie bei der Computertomografie (CT), ich kann Blickkontakt halten mit der Schwester und mich auch, soweit es ohne Kopfbewegung geht, im Raum umsehen. Ich studiere die Beleuchtungen, versuche herauszufinden, nach welchem System die Deckenplatten angebracht sind. Das gibt ein bisschen Abwechslung, denn das Ganze dauert fast ein Stunde. Anhand der gewonnenen vier Bilder erläutert mir die Schwester, dass meine Gelenke zwar altersbedingt abgenutzt sind, Metastasen jedoch nicht nachgewiesen werden können. Für diesen Satz würde ich sie am liebsten umarmen. Beim Hinausgehen fragt sie mich, ob kleine Kinder in meinem Haushalt wären. In diesem Fall müsste ich mich die nächsten Stunden noch von ihnen fernhalten, denn die gespritzte Substanz ist noch eine ganze Weile in meinem Körper und strahlt.

Am Abend schreibe ich in Mails an meine drei erwachsenen Kinder von diesen guten Nachrichten. Die beiden Söhne leben am anderen Ende Deutschlands, in Berlin; die Tochter war wenige Wochen vor meiner Diagnose mit ihrer Familie für 18 Monate nach Madagaskar gezogen. Wie gut, dass es das Internet gibt, um miteinander in Verbindung zu treten! Und wie lange hätte es in Zeiten gedauert, als es ausschließlich die Briefpost gab! Über Skype können wir uns sogar ab und zu sehen und ich erlebe die Entwicklung der kleinen Enkel wenigstens ein bisschen mit.

16.8.16
Schon lange hatte ich vor, die Vorsorgevollmacht mit Betreuungs- und Patientenverfügung abzufassen. In einem Gespräch mit meiner Internistin hatte ich mir die Konsequenzen erläutern lassen, die sich aus dem Ankreuzen einer Option ergeben, denn vieles erschließt sich mir ohne medizinisches Wissen nicht. Die Mappe mit Vordrucken hatte ich mir besorgt und dann aber immer nur auf meinem Schreibtisch hin- und hergeschoben, ohne sie auszufüllen. Als bei meinem Partner Peter drei Jahre zuvor Darmkrebs diagnostiziert worden war, überließ ich ihm die Mappe, damit er seine Entscheidungen niederschreiben kann.

Doch jetzt ist es Zeit für mich, das Gleiche zu tun. Ich vereinbare einen Termin mit dem Notar und schreibe den Kindern per Mail, was ich vorhabe und wie ich gerne die Zuständigkeiten unter ihnen aufteilen würde. Von keinem von ihnen kommt eine Antwort. Ich bin irritiert. Dann aber erfahre ich, dass sie sich erst einmal untereinander verständigen und absprechen wollten. Sie begrüßen es sehr, dass ich mich um die Vollmachten kümmern will und sie sich durch meine Verfügungen entlastet fühlen. Auch sind sie einverstanden mit meinem Vorschlag der Aufgabenteilung.

18.8.16

Es ist eine sehr unruhige Nacht. Ich schlafe kaum. Wälze mich hin und her. Was wird das Auswertungsgespräch bringen, das für den heutigen Tag angesetzt ist? Wie wird es weitergehen? Das Tumorboard, eine interdisziplinäre Zusammenkunft von Ärzten, hat sich inzwischen mit meiner Krankenakte befasst und sich auf eine Behandlungsstrategie geeinigt.

Die Ärztin, die die Ergebnisse mit mir besprechen wird, hatte im Vorfeld geraten, nicht alleine zu kommen, sondern meinen Partner mitzubringen. Die Wahrscheinlichkeit, dass mich das Gespräch emotional so aufwühlt und ich nicht in der Lage bin, alle Informationen aufzunehmen, sei sehr groß. Dieser Aufforderung hätte es nicht bedurft. Für Peter und mich ist es eine Selbstverständlichkeit, den anderen in einer solchen Stunde nicht alleine zu lassen. Auch ich habe ihn während seiner Krebserkrankung zu allen Arzt- und Klinikgesprächen begleitet. Wir sitzen an einem kleinen, weißen Tisch in dem spärlich eingerichteten Besprechungszimmer. Ich beobachte den Vorhang, der sich sanft im Luftzug des geöffneten Fensters bewegt. Gerne wäre ich jetzt draußen. Mir fällt die Geburt eines meiner Kinder ein, als die Schmerzen mich überwältigten und ich mir gewünscht hatte, ich könne meinen Bauch im Kreißsaal zurücklassen und selbst gehen. Ähnlich fühle ich im Augenblick. Doch das ist auch jetzt keine Option. Was jetzt kommt, betrifft mich. Vor Frau Dr. S. liegt das Protokoll des Tumorboards, ein Formular, in dem die bisher vorliegenden Untersuchungsergebnisse wie auch die Behandlungsempfehlungen des Ärztegremiums eingetragen sind. Einige Zeilen sind für spätere Eintragungen noch frei.

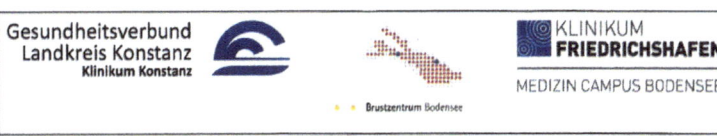

Gesundheitsverbund
Landkreis Konstanz
Klinikum Konstanz

Brustzentrum Bodensee

KLINIKUM
FRIEDRICHSHAFEN

MEDIZIN CAMPUS BODENSEE

Protokoll Tumorboard	

		Frauenklinik Friedrichshafen
		Chefarzt Dr. med. H.-W. Vollert
Verteiler Tumorboard	Anmeldung:	Sekretariat Frauenklinik
	Tel.:	07541/96-1401
nachrichtlich:	Fax:	07541/96-1402
	E-Mail:	SekretariatFrauenklinik@klinikum-fn.de
	Vorstellung durch:	
	am:	
	in:	FN

Name		
Anamnese		
Karnofsky Index	Genetik Score	
Familiäre Belastung		
Aktuelle Anamnese		
Nebendiagnosen		
Menopausenstatus		
Diagnostik		
Klinischer Befund		
Mammasonographie		
Mammographie		
Stanzbiopsiebefund		
Röntgen Thorax		
Oberbauchsono		
Knochenszintigraphie		
Tumormarker CA 15-3		
Operation		
Histologie		
Tumorstadium (TNM)		
Rezeptorstatus		
Her 2 neu		
Proliferationsfraktion		
Fragestellung		
Empfehlung		
Begründung:		
Chemotherapie		
Radiatio		
Antihormonelle Therapie		
Psychoonkol/Sozialberat.		
Sonstiges		

CA Dr. med. H.-W. Vollert
Frauenklinik Friedrichshafen
Brustzentrum Bodensee

Einem Tumorboard, der interdisziplinären Ärztekonferenz, gehören an der Leiter/die Leiterin des Brustzentrums und die an der onkologischen Betreuung von Brustkrebspatientinnen beteiligten Disziplinen an, wie Strahlentherapie, gynäkologische Onkologie, internistische Onkologie, Psycho-Onkologie und Pathologie.

In den Tumorkonferenzen werden alle Patienten besprochen, bei denen die Diagnose einer (Brust-)krebserkrankung gestellt wurde und für die jetzt die Therapie und Nachbehandlung festgelegt werden soll, wie Operation, Strahlentherapie, Chemotherapie und anti-hormonelle Therapie. Alle Empfehlungen und Entscheidungen werden in einem schriftlichen Protokoll festgelegt. Jedes Mal, wenn eine neue Untersuchung gemacht oder eine neue Entscheidung des Tumorboards gefällt wurde, erhalte ich eine Kopie des Protokolls.

Dr. S. greift zu ihrem Stift und beginnt, die im Protokoll festgehaltenen Informationen zu erläutern. Die Präparate der Biopsie weisen die Merkmale eines lobulären Karzinoms auf. Nur 10 bis 15% aller an Brustkrebs erkrankten Frauen sind von dieser Krebsart betroffen. Sehr viel häufiger ist der duktale Tumor. Diese Begriffe will ich mir einprägen, denn noch kann ich nicht viel damit anfangen. Ich will später mehr darüber lesen. Was ich auf jeden Fall aber sofort aufnehme, ist, dass mein Krebs hormonabhängig ist und es deshalb eine weitere Möglichkeit der Therapie gibt. Problematisch bei einem lobulären Karzinom allerdings ist seine Eigenschaft in der gleichen Brust zu streuen, oder aber auf die andere Brust überzugreifen. Ein MRT, eine Magnetresonanzuntersuchung, wird anberaumt, um dies abzuklären.

Die Frage, warum gerade ich Krebs bekomme, habe ich mir nie gestellt. Diese Krankheit trifft immer mehr Menschen, bei Brustkrebs ist es jede achte Frau. Der Organismus ist heute mehr und mehr Umweltgiften ausgesetzt, vor allem in der Luft, in der Nahrung und im Wasser. Wir haben extreme Belastungen durch schnellen Wandel, Umbrüche, Druck und Stress, so dass man sich eher fragen müsste, warum bekomme ich keinen Krebs? Als ich allerdings erfahre, dass ich diesen Tumor schon lange in mir trage, vielleicht schon 20 Jahre, mache ich mir doch Gedanken. Vor 20 Jahren hatte ich eine sehr stressreiche Zeit mit Trennung und Scheidung, mit der damit verbundenen Existenzangst, dem Aufbau der beruflichen Selbständigkeit, der Sorge für die Kinder. Es macht wenig Sinn, sich über Vergangenes den Kopf zu zerbrechen, für mein zukünftiges Leben jedoch kann ich die Weichen stellen.

Die Tumorkonferenz schlägt folgende Therapie vor:

* Operation
* Strahlentherapie
* Hormontherapie über fünf Jahre.

Noch ist nicht sicher, ob eine Chemotherapie nötig ist. Ich hoffe sehr, dass dieser Kelch an mir vorübergeht. Diese Entscheidung zu fällen, ist aber erst nach der operativen Untersuchung der Lymphknoten möglich. Ist der Wächterlymphknoten, der Lymphknoten, der dem Tumor am nächsten ist, nicht befallen, kann darauf verzichtet werden. Im anderen Fall werde ich um eine Chemotherapie nicht herumkommen. Die endgültige Klarheit, die ich mir durch dieses Gespräch erhofft hatte, bleibt aus. Stattdessen sehe ich mich vor einem weiteren Untersuchungsmarathon. Ich fühle mich ausgeliefert, muss aber die Dinge annehmen, wie sie kommen. Und das Beste hoffen.

Dennoch bleibe ich die meiste Zeit ruhig, zuversichtlich und gelassen. Ich sage mir, dass man an diesem langsam wachsenden Krebs nicht so schnell stirbt, schon gar nicht in meinem Alter. Und doch: Nach 68 Jahren körperlicher Unversehrtheit ist mein Vertrauen erschüttert. Außer kleineren Sportunfällen mit Verstauchungen, Zerrungen, einem Knochenbruch und einer Arthrose in den Handgelenken war ich nie ernsthaft krank, sogar vor den üblichen schwereren Erkältungskrankheiten war ich verschont geblieben. Während den bisher 20 Jahren meiner Selbständigkeit habe ich nicht einen Tag wegen Krankheit gefehlt. Nur zur Geburt meiner Kinder musste ich ins Krankenhaus, bei den letzten beiden nach einer ambulanten Entbindung sogar nur über Nacht. Bisher bin ich immer unbeschwert zu Vorsorgeuntersuchungen gegangen, Termine, die man eben wahrnehmen muss. Und jetzt? Jetzt sieht es so aus, als ob andere über meinen Körper entscheiden und ich dem nur folgen kann.

Zwar besteht heute durch neuere Methoden der Früherkennung eine große Chance, Brustkrebs in einem Stadium zu entdecken, in dem er gut bekämpft und oft sogar auf Dauer besiegt werden kann. Doch entgegen anderen Krebsarten ist er nicht immer zu 100% heilbar. Er kann, auch nach vielen Jahren noch, wieder kommen, als Tumor in der gleichen oder der anderen Brust oder an anderen Stellen im Körper Metastasen bilden.

Ich möchte mir nichts vormachen. Mir ist klar, dass es in zwei Richtungen gehen kann: Entweder ich schaffe es, ich überstehe die Therapien und muss diesen Weg nur einmal gehen. Oder ich werde irgendwann, in ein paar Jahren, daran sterben. Der Tod ist wie nicht mehr aufzuwachen, nachdem man eingeschlafen ist. Ist der Tumor der Grund für den Tod, werden die Monate und Wochen davor allerdings unberechenbar und sicher von großen Schmerzen geprägt sein. Den Gedanken, dass ich selbst immer weniger tun kann, auf die Hilfe anderer angewiesen bin, dass der Tag aufgeteilt ist in Phasen ohne Schmerzen und solche mit, schiebe ich weit von mir. Es ist jetzt nicht der Zeitpunkt, ihm Raum zu geben. Denn mich trägt ein großer Lebenswille, eine innere Kraft. Ich werde gestärkt daraus hervorgehen.

18.8.16

Die Ärztin, die mir den Bericht des Tumorboards erläutert hat, rät zum Kauf gut sitzender Sport-BHs, die meine Brust nach der OP schützen und stabilisieren sollen, damit die Wunde schnell heilt. Als ich das Sanitätshaus betrete, sind keine Kunden im Laden. Darüber bin ich froh, hätte es doch sein können, eine Bekannte zu treffen. Und noch weiß ich nicht, wie ich mit meiner Erkrankung umgehe und wem ich davon erzähle. Das möchte ich alleine entscheiden und nicht dem Zufall überlassen. Ich hege die Befürchtung, dass meine Seminarteilnehmer und Coachingklientinnen, sobald sie von der Erkrankung erführen, mich abschreiben und nicht mehr buchen würden. Doch ob ich während der Therapien wirklich nicht arbeiten kann, wird sich erst im Laufe der Zeit zeigen. Vorher soll alles nach Möglichkeit so normal wie immer aussehen.

Die Verkäuferin im Sanitätshaus kennt sich aus, sie berät mich gut und bringt laufend neue Modelle in die Umkleidekabine. Sie prüft den Sitz, erklärt, worauf es ankommt und welche Schnittform sich besonders eignet. Da ich nach der Operation voraussichtlich keinen Verschluss im Rücken werde schließen können, wähle ich zwei Ausführungen mit Haken auf der Vorderseite. Einmal in Schwarz, einmal in Weiß. So bin ich gut gerüstet.

18.8.16

Die halbe Nacht surfe ich im Internet und schaue mir Videos von betroffenen Frauen an. Ich höre von Übelkeit, Müdigkeit und Verzweiflung, sehe, wie sie ihre Haare bereits im Vorfeld der Chemotherapie abrasieren, weil sie nicht erleben wollen, wie sie ausfallen. Die Berichte beunruhigen mich zwar, doch kann ich gut filtern und mir vor allem merken, was ihnen während der Therapie und danach geholfen hat. Mir hilft zu wissen, was auf mich zukommen kann, denn so bin ich gewappnet. Schließlich bedeutet es ja nicht, dass ich automatisch alle diese Misslichkeiten ebenfalls durchlaufen muss. Es erstaunt mich, wie offensiv und mutig diese zum Teil noch sehr jungen Frauen mit ihrer Erkrankung umgehen, obwohl gerade bei ihnen der Krebs häufig sehr viel aggressiver ist und schneller wächst. Der Gedanke, dass diese Frauen noch kleine Kinder zu versorgen haben und ihr eigenes Geld verdienen müssen, bedrückt mich. Ich kann mich in diese Frauen gut hineinversetzen, ihnen gilt mein ganzes Mitgefühl. Denn in ihrem Alter wäre auch für mich die Diagnose eine Katastrophe gewesen. Vor zwanzig Jahren habe ich mich selbständig gemacht und war alleine verantwortlich für meinen Lebensunterhalt und den meiner drei schulpflichtigen Kinder. Insofern bin ich glücklich, sagen zu können: „Gut, dass es mich erst jetzt erwischt." Meine Kinder sind erwachsen, sie sind auf einer guten Bahn und leben ihr Leben. Und so habe ich jetzt Zeit, mich um mich selbst zu kümmern und kann meinen Bedürfnissen nachgehen.

Auch hilft mir sehr, dass ich die Krebserkrankung von meinem Lebenspartner Peter erlebt und begleitet habe. Bei ihm standen die Chancen denkbar schlecht: Darmkrebs mit inoperablen Lebermetastasen. Doch diese waren nach der Chemotherapie um 90% geschrumpft und konnten dann doch operiert werden. Jetzt hat er schon drei weitere gute und gesunde Jahre erleben dürfen, voller Schaffenskraft und Freude. Geschenkte Zeit! Oder als Zugabe, wie er als Musiker sagt. „Was du kannst, kann ich schon lange", scherze ich.

In der Zeit seiner Erkrankung haben uns diverse Bücher sehr geholfen, positiv damit umzugehen. Eines davon ist das „Antikrebsbuch" von David Servan-Schreiber[4]. Bei ihm, einem Hirnforscher, wurde im Alter von 31 Jahren ein Hirntumor mit sehr schlechten Prognosen diagnostiziert. Zuerst schöpfte er alle Möglichkeiten der Schulmedizin aus. Nach einem Rückfall jedoch begann er sich zu fragen, wie er selbst durch Änderung seines Lebensstils die Behandlung würde unterstützen können. So sammelte er weltweite Untersuchungsergebnisse und hielt sie in seinem Buch fest. Seine Diagnose überlebte er um 19 Jahre. Auch wenn wir beide Vertrauen in die Schulmedizin hatten und haben, so will ich doch auch wissen, welchen Beitrag ich selbst leisten kann. Ich möchte es nicht nur mit mir machen lassen. Ich will wissen, was geschieht, warum und mit welchem Ziel. Und so suche ich nach Wegen, die mir das Gefühl geben, die Schulmedizin zu unterstützen.

Ich denke an meine Mutter, der der Arzt nach der Diagnose Leukämie gesagt hatte, sie habe noch sechs Monate zu leben. Damals wurden Ärzte noch Götter in Weiß genannt, niemand stellte ihre Aussagen in Frage, man nahm sie hin. Auch gab es kein Internet, um sich selbst Informationen zu besorgen und herauszufinden, welche Behandlungsmöglichkeiten es gibt. Und der Gedanke, Eigenverantwortung für die eigene Gesundheit zu übernehmen, lag vielen Menschen noch fern. Doch trotz aller Möglichkeiten heute, sich zu informieren, ist das Vertrauen in die, die uns mit ihrem medizinischen Können und Wissen helfen wollen, unerlässlich.

19.8.16
Wieder einmal walke ich am See entlang. Den Weg dicht am Ufer mit Blick über das Wasser gibt es noch nicht lange. Wann immer ich kann, bin ich hier unterwegs. Es ist so herrlich, zügig auszuschreiten, den Wind in den Haaren zu spüren und die Sonne auf

der Haut. Viele Surfer und Kite-Surfer sind unterwegs und nutzen die steife Brise. An einem solchen Kraftort wie dem Seeufer kann man nur gesund werden!

Sport hat zwar schon immer eine Rolle in meinem Leben gespielt, aber nun, als ich lese, dass er gerade bei der Behandlung von Brustkrebs so wichtig ist und mit regelmäßiger Bewegung ein Rezidiv [5] verhindert werden kann, bekommt er eine besondere Bedeutung. Eine Unterstützung der Therapie ohne jede Nebenwirkung! Und dazu noch in eigener Hand. Was will ich mehr! Zur Kontrolle, aber mehr noch zum Ansporn, installiere ich einen Schrittzähler auf dem Smartphone. Mein Bewegungsprogramm sieht vor, drei- bis viermal in der Woche zu walken. Außerdem möchte ich regelmäßig schwimmen und am Wochenende wandern. Einmal in der Woche gehen wir zum Tanzen. Wir absolvieren gerade den zweiten Kurs in Standard-Latein-Tänzen. Wir lernen Walzer, Foxtrott, Langsamen Walzer, Tango, Quickstep, Jive, ChaCha-Cha, Samba und Rumba. Abwechslung muss sein!

20.8.16

Inzwischen haben sich viele Papiere mit Untersuchungsergebnissen angesammelt: die Ausdrucke des EKG, Blutwerte, die Protokolle des Tumorboard, Kopien von Ultraschall, MRT und Röntgen. Wenn mir die Unterlagen nicht ausgehändigt werden, bitte ich darum, einen Ausdruck zu bekommen. Mir ist wichtig, selbst einen Überblick über die fortlaufenden Diagnosen und Untersuchungen zu haben und auch zu sehen, ob sich die Ergebnisse im Laufe der Therapie verbessern. Das gibt mir das Gefühl, nicht die ganze Verantwortung aus den Händen gegeben zu haben und nur diejenige zu sein, mit der man etwas macht. Damit alle Unterlagen jederzeit griffbereit sind, lege ich mir einen Ordner an und hefte sie getrennt chronologisch und nach Kategorien ab.

Abends fahren wir nach Bregenz, um eine Aufführung der Oper Don Giovanni zu sehen. Felix, mein jüngster Sohn, hatte mir Karten zum Geburtstag geschenkt. Ich schwelge in der Musik und genieße das Ambiente, die roten Plüschsessel, das gedämpfte Licht und die festlich gekleideten Menschen. Was für ein Gegensatz zu den kalten Klinikgebäuden mit ihrer funktionalen Einrichtung!

22.8.16

Peter schlägt einen großen Spaziergang bei Schloss Kirchberg vor. Diese Runde sind wir schon oft gegangen. Heute ist das Wetter herrlich, die Aussicht auf die Schweizer Berge wie immer grandios. Segelschiffe kreuzen, die Weiße Flotte legt ab, die Fährschiffe zwischen Konstanz und Friedrichshafen pendeln unentwegt, um die große Zahl an Touristen und Einheimischen zu befördern. Ich empfinde es als großes Glück, so viele abwechslungsreiche Wege in nächster Nähe zu haben. Besonders schön ist es, wenn am Ende einer solchen Unternehmung ein schönes Plätzchen zur Einkehr einlädt.

23.8.16

Alle sechs Wochen gehe ich zum Haare-Schneiden – noch. Meine halblangen dunkelbraunen Haare sind dann so nachgewachsen, dass keine ordentliche Frisur mehr möglich ist. Dieses Mal will ich den Termin nutzen, meine Friseurin zu fragen, wie es ihr während ihrer eigenen Krebstherapie ergangen ist. Sie hatte die Diagnose vor einigen Jahren bekommen und mir war es damals nie aufgefallen, dass sie krank ist. Erst als sie es einmal unvermittelt beim Haareschneiden erwähnte: „Jetzt habe ich wieder meine eigenen Haare", erfuhr ich, dass sie monatelang eine Perücke getragen hatte. Auch während der Therapie hatte sie immer im Salon gestanden und ihre Kundinnen bedient. Bereits eine Woche nach der Operation konnte sie ihre Arbeit wieder aufnehmen. Dieses Gefühl, den eigenen Alltag leben zu können und zu tun, was ihr Freude macht, hatte ihr bei der Bewältigung der Krankheitserfahrung sehr geholfen. Im Brustzentrum des Klinikums, so betont sie, sei man optimal versorgt.

Ich erzähle ihr, wie es mir im Augenblick geht, welche Ergebnisse ich schon weiß und wie ich über meine Erkrankung denke. Sie macht mir Mut und ist sicher, dass ich es mit dieser Einstellung auf jeden Fall schaffen werde. Die Erwähnung des Brustzentrums klingt mir auf dem Heimweg noch im Ohr. Es stimmt mich sehr zufrieden, ein solches in der Nähe zu haben und mich dort behandeln lassen zu können. In den einschlägigen Foren im Internet habe ich öfter von Frauen gelesen, die sich von niedergelassenen Ärzten nicht optimal versorgt gefühlt hatten. Oder von Patientinnen, die einen langen Weg, oft mit dem Taxi, zurücklegen mussten, um ins Klinikum zu kommen. Dass ich das Brustzentrum zu Fuß erreichen kann und mich dieser Weg sogar über eine Wiese und durch ein Wäldchen führt, ist ein besonderes Glück.

Am Abend machen wir spontan ein Picknick am See. Während Peter die neu erworbenen Anglerstühle und den Campingtisch ins Auto packt, fülle ich den Korb mit Baguette, Käse, Oliven, Tomaten und Getränken. Unser Ziel ist die Mündung des kleinen Flüsschens Brunisach in den Bodensee. Die Strahlen der untergehenden Sonne spiegeln sich im Wasser und vergolden unsere Gläser. Einige junge Leute lassen sich in der Nähe nieder. Nach einem Bad im See sitzen sie bei Gitarrenmusik zusammen. Immer wieder schauen sie zu uns her. „Sind Sie zu Besuch hier?", wollen sie wissen und staunen nicht schlecht, als sie erfahren, dass wir Einheimische sind, die an diesem Abend den eigenen Garten mit diesem lauschigen Plätzchen am Wasser getauscht haben. Es geht mir sehr gut und ich bin glücklich. Als ich vor dem Einschlafen den Tag noch einmal Revue passieren lasse, merke ich, keinen Augenblick daran gedacht zu haben, was mich am nächsten Tag erwartet.

25.8.16
Die Empfehlung der Tumorkonferenz lautet, zuerst eine Chemotherapie einzusetzen, um den Krebs entweder ganz zu eliminieren oder zumindest seine Größe zu reduzieren.

26.8.16
Die Kernspintomographie, auch MRT abgekürzt, steht an. Mit dieser Untersuchung können innere Organe und Weichteile ohne Einsatz von Röntgenstrahlen genauer untersucht werden. In meinem Fall will man sich ein Bild von der Größe und Lage des Tumors verschaffen und auch abklären, ob es weitere Herde in

beiden Brüsten gibt. Eine MRT tut nicht weh. Es ist nur unangenehm, eine halbe Stunde möglichst ruhig zu liegen. Die Assistentin positioniert eine Unterlage mit zwei runden Ausschnitten auf der Untersuchungsliege. Sie weist mich an, mich auf den Bauch zu legen und sorgt dafür, dass meine nackten Brüste durch diese Aussparungen nach unten hängen. Ein Schamgefühl darf man bei all diesen Untersuchungen nicht haben. Mir kommt es vor, als würde mein Körper allmählich zu einem Anschauungsobjekt, der von anderen begutachtet, in die richtige Stellung gebracht und angefasst werden darf. Nach der Hälfte der Zeit bekomme ich eine Infusion, dadurch können auch kleinste Zellen abgebildet werden. Auf den ersten Blick ist in der linken Brust alles in Ordnung, kein Tumor ist zu erkennen. Das endgültige Ergebnis jedoch werde ich erst in der kommenden Woche erfahren. Der schönste Ort nach diesem Aufenthalt in der Klinik ist die Hängematte im Garten.

27.8.16
Die Entnahme und Untersuchung der Lymphkonten ist für den 29. August vorgesehen. Da ich nicht weiß, wie ich mich danach fühlen werde und wie lange es dauern wird, bis ich den Arm nach der Operation wieder gut heben kann, veranstalte ich sicherheitshalber noch einen Großwaschtag und hänge alles zum Trocknen auf die Leine. Wenn es gut läuft, schaffe ich es sogar, die Wäsche vor meinem Termin schrankfertig zu machen.

Während ich die Wäschestücke zusammenlege, erinnere mich an die Geburt unseres ersten Kindes, unserer Tochter, die kurz vor Weihnachten zur Welt kommen sollte. So wie heute war es mir damals auch wichtig, noch alles zu regeln, bevor es Zeit wurde fürs Krankenhaus. Die Weihnachtsplätzchen hatte ich schon Ende November gebacken, alle Geschenke waren bereits liebevoll verpackt und die Päckchen, die verschickt werden sollten, warteten fix und fertig darauf, zur Post gebracht zu werden.

28.8.16
Meine morgendliche Walkingrunde führt mich durch die Obstanlagen in der Nachbarschaft. Es gibt kaum noch Streuobstwiesen

36

am Bodensee, nur noch in Reih und Glied stehende, höchstens zwei Meter hohe Bäume. Diese Plantagen bringen mehr Ertrag, auch weil sie mit Netzen gegen Hagel geschützt werden können. Sie lassen sich leichter pflegen, die Erntehelfer brauchen keine Leiter, sie erreichen die Früchte aus dem Stand.

Immer wieder staune ich, wie viele Äpfel diese kleinen Bäume schon in jungen Jahren tragen. In frisch angelegen Plantagen sind die Stämmchen nur so dick wie ein mittlerer Ast, die wenigen Zweige werden mit Schnüren und Gewichten zur Seite fixiert. So will man die künftige Form erreichen, die Pflanze erziehen. Die Veredelungsstelle, die bei älteren Bäumen zu einem dicken Knoten, ähnlich einem Elefantenfuß, verwachsen ist, kann man bei diesen Winzlingen kaum erkennen. Und doch sind sie schon jetzt übervoll mit Früchten. Einige Sorten tragen rotgefärbte Wangen, andere sind noch grün oder haben einen leicht gelblichen Ton. Um mich an der Fülle zu berauschen, laufe ich in Schlangenlinien durch die Reihen. So muss das Paradies gewesen sein. Ich verlangsame meinen Schritt. Das gemähte Gras duftet. Vögel machen sich über die Äpfel her, die am Boden liegen. Sie wurden herausgebrochen, schließlich sollen nicht möglichst viele Früchte an einem Baum wachsen. Man will eine ordentliche Größe haben, die sich gut verkaufen lässt.

Zu Hause gönne ich mir eine Pause auf der Terrasse. Ich lasse den Blick schweifen. Im Blumenbeet sind die Sommerastern hoch gewachsen, Bienen umschwärmen die Blüten auf der Suche nach Nektar. Eine Amsel hockt auf dem großen Stein am Teichrand, aufmerksam blickt sie nach allen Seiten. Als sie sich sicher fühlt, hüpft sie zu einer tiefer gelegenen Stelle, um ein Bad zu nehmen. Immer wieder stößt sie mit dem Kopf ins Wasser und wirft beim Auftauchen das Nass hinter sich. Sie schlägt mit den Flügeln, es spritzt in alle Richtungen.

Ich könnte noch lange diesem Treiben zuschauen, doch sehe ich auch, dass der Garten Pflege braucht. In den letzten Wochen habe ich mich kaum um ihn gekümmert. Wenn ich nicht will, dass er zusehends verwildert, muss ich jetzt noch etwas tun. Viel Zeit bleibt nicht. Ich ziehe die Arbeitshandschuhe an, hole die Gartenschere, die Hacke und den Sack für den Grünmüll und mache mich an die Arbeit. Schneide Verwelktes ab, kürze den Rittersporn für eine zweite Blüte und gebe dem Lavendelbäumchen eine Stützhilfe, ohne die es allmählich umfallen würde. Auch der hochgewachsene Sonnenhut mit seinen gelben Sternen neigt sich bedenklich zur Seite. Vorsichtig lege ich eine Schnur um ihn und befestige sie an zwei festen Stöcken, das gibt den langen Stielen den nötigen Halt.

Peter lässt sich von meinem Tun anregen. Er holt die Leiter und die Heckenschere, jetzt am Ende des Sommers ist der richtige Zeitpunkt für den letzten Schnitt. Und wie immer, wenn wir zusammen im Garten arbeiten, finden wir gleich nach einer beendeten Arbeit die nächste. Meine Aufforderung „Lass uns aufhören, wir haben schon so viel getan.", verhallt ungehört. „Gleich, nur noch…" Und da Peter sich wieder etwas vorgenommen hat, mache ich mich ebenfalls an eine neue Aufgabe. So geht das jedes Mal. Nach Stunden sind wir immer vollkommen erschlagen, der Rücken und die Hände schmerzen, doch der gepflegte Garten erfüllt uns auch mit Stolz. Auf der Gartenbank sitzend genießen wir unser Werk. Dann belohnen wir uns für diesen Kraftakt mit einem Ausflug in die „Frohe Aussicht", einem unserer Stammlokale inmitten der Weinberge. Dort auf der Terrasse lassen wir den Tag bei einem leckeren Flammkuchen und einem Glas Weißherbst ausklingen und versichern uns, wie fleißig wir heute wieder waren.

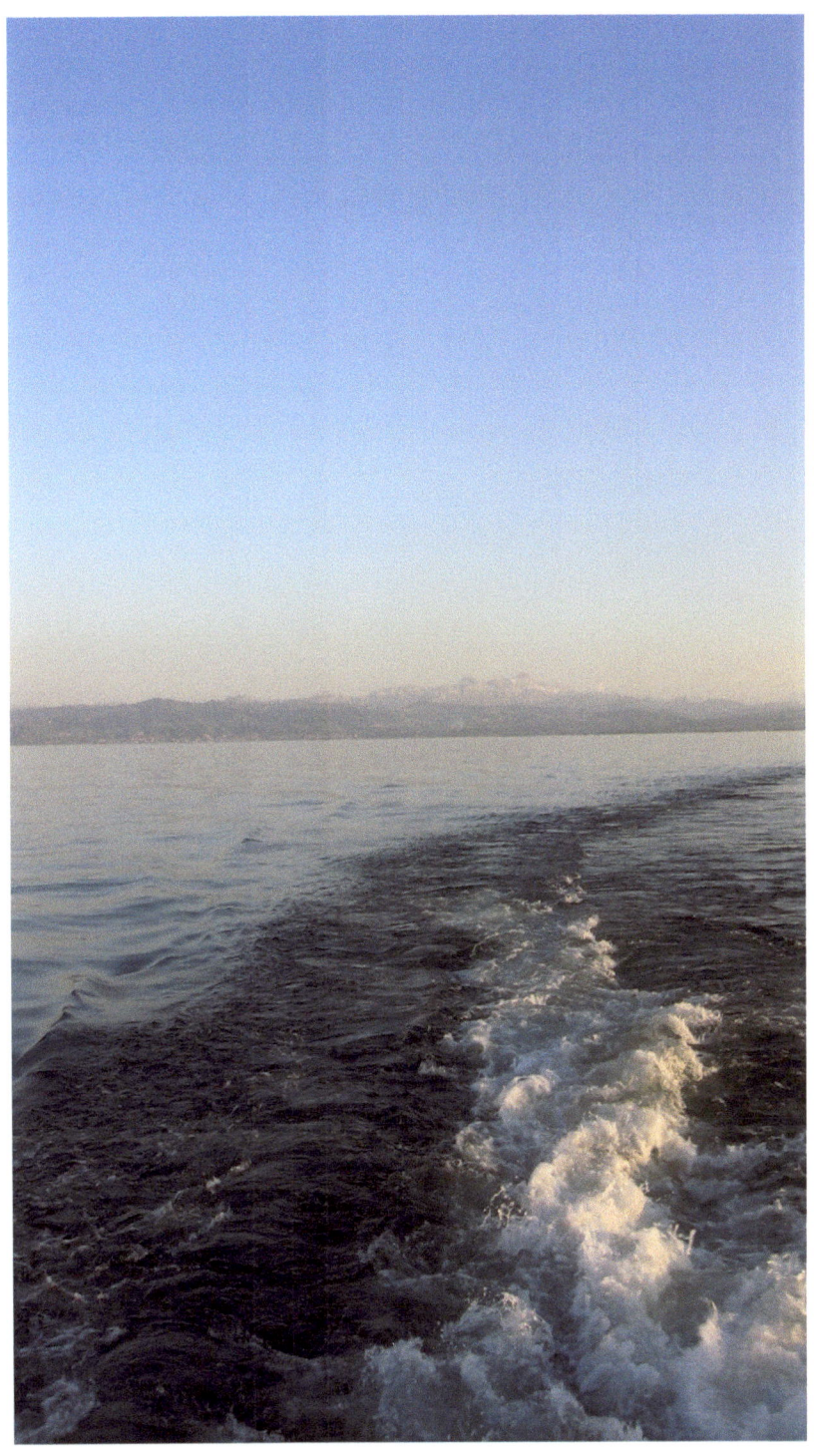

Unters Messer

29.8.16

„Übermorgen um diese Zeit…" Der Gedanke daran, was mich erwartet, beginnt, mir schwer im Magen zu liegen. Ich spreche per Skype mit Cornelia, meiner Tochter, die mich mit den Worten aufmuntert: „Mama, du bist eine starke Frau!" Auch mit meinen beiden Söhnen Robbi und Felix telefoniere ich lange. Es tut so gut zu spüren, dass die Kinder mir trotz der zwischen uns liegenden Entfernung alle sehr nah sind.

Die OP-Vorbereitung ist auf 9.00 Uhr angesetzt. Ich hoffe inständig, dass die linke Brust nicht betroffen ist, die Lymphknoten frei sind und dass der Tumor auf die Antikörpertherapie anspricht.

In der Tasche, die ich für die Klinik packe, sieht es, abgesehen von Waschzeug und Schlafanzug, eher nach der Vorbereitung für einen Urlaub aus. Darin sind:

• Tablet und Smartphone, Kopfhörer
• Lesestoff
• eine angefangene Stickarbeit
• Block und Schreibzeug, Malstifte
• Kleidung für den Tag: bequeme leichte Sommerhosen und weite T-Shirts

Die alltägliche Kleidung ist mir wichtig. Auch wenn ich im Bett bleiben muss, möchte ich meinem Inneren durch das, was ich anziehe, signalisieren, dass ich nicht wirklich krank bin. Ich nehme mir vor, einen Unterschied zu machen zwischen Tag und Nacht, und will das mit der Kleidung betonen.

30.8.16

Es ist Peters Geburtstag. Im Gegensatz zu mir hat er kaum geschlafen. Das ist eine Erfahrung, die wir auch schon bei seiner

Erkrankung gemacht haben: Der Partner erlebt es belastender als die Person, die es tatsächlich betrifft. Wohl auch deshalb, weil man selbst nichts tun kann und abwarten muss, bis wieder eine Nachricht kommt.

Für den Geburtstagstisch bleibt wenig Zeit. Kaum sind die Kerzen angezündet, die Blumen und der Kuchen bestaunt und das Geschenk ausgepackt, müssen wir auch schon los. Man erwartet uns um 7 Uhr in der Klinik. Peter fährt mich hin, er begleitet mich auch noch zu meinem Zimmer im dritten Stock. Gott sei Dank habe ich seit den Anfängen meiner Berufstätigkeit in eine Zusatzversicherung eingezahlt und habe nun die Möglichkeit, auf der Komfort-Plus-Station ein Zimmer zu bekommen. Schon im Vorfeld war ich auf der Station gewesen, hatte mich angekündigt und um ein Einzelzimmer gebeten. Ich bin froh, dass es geklappt hat, vor allem deshalb, weil ich dann in meinen regelmäßigen nächtlichen Wachphasen auf niemanden Rücksicht nehmen muss, sondern Licht anmachen, lesen oder Musik hören kann, wenn mir danach ist.

Das Zimmer ist groß, eine breite Fensterfront eröffnet die Sicht zum See. Fast kann ich unser Haus sehen. Normalerweise würden in diesem Zimmer zwei Betten stehen, für nur eines ist jetzt üppig Platz. Es gibt ein modernes Bad, einen bequemen Sessel, ein Schrankabteil, einen kleinen Tisch mit zwei Stühlen und einen Schreibplatz. Ich packe meine Tasche aus, richte mich ein und achte darauf, alles in meiner Nähe zu deponieren, was ich nach dem Eingriff vermutlich haben möchte.

Um 9 Uhr beginnen die Vorbereitungen zur Entnahme der Lymphknoten in der Achsel: Zuerst ein EKG, dann Blutabnahme, Blutdruck und Fieber messen, schließlich folgt das Gespräch mit der Anästhesistin. Das verläuft wenig erfreulich, denn sie eröffnet mir, dass zwar in der linken Brust kein Tumor zu erkennen ist, dafür aber sind rechts neben dem großen Tumor mehrere kleine zu sehen. Hermann hat Familiennachzug bestellt! Die Brust muss ab! Zum ersten Mal bin ich schockiert.

Die Ärztin erklärt, dass ein sofortiger Brustaufbau nicht in Frage kommt, da nach der Chemotherapie Bestrahlungen geplant sind und dies dann zu Komplikationen führen könnte. Für mich bedeutet das, in Zukunft mit nur einer Brust zu leben. Denn eins ist sicher: Ich will keine zweite Operation über mich ergehen lassen, nachdem der erste Eingriff verheilt ist. Bei einer späteren Rekonstruktion müsste ich mich entscheiden zwischen einem Implantat aus Silikongel oder dem Wiederaufbau mit eigenem Gewebe. Für die Rekonstruktion aus Eigengewebe würden Haut,- Fett- und Muskelgewebe aus anderen Körperpartien verschoben oder verpflanzt, so z.b. vom Rücken, der Bauchdecke oder dem Gesäß. Zusätzlich zur Belastung einer zweiten Operation würde ich damit meinem Körper an weiteren Stellen Narben zufügen und das möchte ich nicht. Ich bin froh, wenn ich die Tumoroperation hinter mir habe.

Wenn ich mich für einen Brustaufbau mit einem Implantat entscheide, sind ebenfalls zwei Operationen nötig. In einem ersten Schritt wird nach Entfernung der Brust eine Art Kunststoffbeutel unter dem Muskel eingesetzt, ein sogenannter Gewebeexpander. Diese Silikonhülle befüllt man über ein Ventil nach und nach mit Kochsalzlösung, damit sich die Brusthaut und insbesondere der Brustmuskel allmählich dehnen. Nach einigen Monaten kann man den Expander in einer zweiten Operation gegen die dauerhafte Prothese austauschen. Es ist auch möglich, das Implantat sofort nach der Entfernung der Brust, also in der ersten Operation, einzusetzen, doch besteht dann vor allem durch die nachfolgende Strahlentherapie die Gefahr einer Kapselfibrose[6]. Dabei bildet sich um das Implantat eine Bindegewebsschicht; der Körper möchte das Implantat vom Rest des Körpers „abkapseln". Wird diese Schicht fester und unelastischer, kann es zu Schmerzen kommen und das Implantat muss entfernt werden.

Ich kann es immer noch nicht fassen. Diese Brust hat drei Kinder genährt, hat mir Lust verschafft, hat mich als Frau fühlen lassen und stolz gemacht. Und jetzt soll sie entfernt werden. Ich fühle mich ausgeliefert, die Maschinerie nimmt ihren Lauf. Nichts kann sie aufhalten. Als ich Cornelia von einer möglichen Amputation erzähle, meint sie lapidar: „Mama, du wirst auch mit einer Brust in die Sauna gehen, da bin ich mir sicher." Damit hat sie wohl Recht. Ich habe mir die Situation auch schon ausgemalt und mir vorgestellt, dass ich mir ein Handtuch über die rechte Schulter hängen würde, um die Narbe zu verdecken.

Wenn sich bei der nun vor mir liegenden Operation herausstellt, dass der Wächterknoten nicht befallen ist, muss nichts weiter unternommen werden. Wenn doch, werden noch weitere Lymphknoten entfernt und man untersucht, ob sich die Krebszellen schon auf den Weg in meinen Körper gemacht haben.

31.8.16
Um die Lymphknoten genauer lokalisieren zu können, werde ich in die Nuklearmedizin geschickt. Die Ärztin spritzt mir eine radioaktive Lösung direkt hinter die Brustwarze, was ziemlich weh tut. Dann werde ich auf mein Zimmer geschickt mit der Aufforderung, mich viel zu bewegen, damit sich die Lösung gut verteilt. Da Wärme dies fördern kann, bekomme ich eine Gummibettflasche, die ich mir unter den Arm klemmen soll.

Zurück auf meinem Zimmer mache ich wie mir geheißen: Ich gehe auf und ab, hüpfe, tanze, schiebe die Bettflasche immer wieder in die richtige Position. Nach zwei Stunden werde ich wieder in der Nuklearmedizin zur Kontrolle erwartet. Doch trotz aller Bewegung schlägt der Geigerzähler nicht an. Ich muss noch mal aufs Zimmer, die Prozedur wiederholen. Endlich – nach weiteren eineinhalb Stunden gibt es ein Signal, der Eingriff kann durchgeführt werden. Schon am Morgen habe ich zur Vorbereitung eine Beruhigungstablette bekommen. Jetzt, kurz vor 12 Uhr, stehen zwei junge Pfleger, vermutlich Auszubildende, an meinem Bett. Sie sollen mich abholen und zum Operationssaal hinunterfahren. Zuvor muss ich das obligatorische, hinten offene Nachthemd und eine Netzunterhose mit Einlage anziehen. Die beiden schauen mir dabei zu, es ist mir peinlich. Auch wenn es für sie Routine ist, fühle ich mich in meiner Intimsphäre verletzt. Schwungvoll bugsieren sie mich mit meinem Bett in den Aufzug und von dort zum Eingang der Operationssäle. Ich muss meinen Namen nennen, bekomme ein Armband mit meinem Namen, damit es keine Verwechslung gibt. Dann legt man mir einen Zugang auf dem Handrücken, was sehr schmerzhaft ist. Zuerst bekomme ich noch ein Beruhigungsmittel, dann die Klammer, das Pulsoxymeter, an den Finger und schließlich die Sauerstoffmaske auf das Gesicht. „Atmen Sie tief und zählen Sie!" Ich komme höchstens bis drei. Dann weiß ich nichts mehr.

Es ist 15.20 Uhr, als ich im Aufwachraum wieder zu mir komme. Meine erste Frage: „Muss ich schon aufwachen oder darf ich weiterschlafen?" Ein Pfleger beugt sich freundlich lächelnd über mich und ich erzähle, dass ich eben ein Déjà-vu-Erlebnis hatte. Ich glaubte, diesen Raum mit den acht Betten schon einmal gesehen zu haben. Er lacht und versucht, mich mit Geschichten wachzuhalten. Soweit es meine Schläfrigkeit zulässt, reagiere ich auf seine Worte und versuche Bemerkungen zu machen. Als ich auf die Station zurückgeholt werden soll, meint er: „Schade, jetzt, wo wir uns so gut unterhalten."

Auf der Station werde ich für meine Bedürfnisse von einer Schwester ein bisschen zu sehr bemuttert. Denn ich fühle mich gut, möchte nur endlich das Krankenhaushemd und diese unangenehme Netz-Windelhose ausziehen. „Ach, lassen Sie das doch noch an.", wehrt sie ab. Ich habe Durst. „Nein, das geht nicht. Ich bringe Ihnen falschen Speichel." Wie unappetitlich hört sich das an. Sie bringt den Spray, den ich stehen lasse. Zehn Minuten später kommt sie mit zwei Flaschen Mineralwasser. Endlich. Ich bitte darum, zur Toilette gehen zu dürfen, nicht weil ich das Bedürfnis habe, sondern in der Hoffnung, dass ich mich dann doch umziehen kann. „Nein, das geht nicht." Sie bringt die Bettpfanne. Ich verzichte. „Sie sind dumm." So ihr Kommentar. Später will sie mich zur Toilette begleiten. Ich kann alleine gehen.

Dr. A., mein Operateur, kommt. „Ich habe eine gute und eine schlechte Nachricht. Welche wollen sie zuerst?" Ich überlasse ihm die Wahl. Die schlechte Nachricht: Es gibt einen Lymphknoten-befall. Deshalb hat er neben dem Wächterknoten noch weitere 22 Lymphknoten entfernt, von denen sind 2 ebenfalls befallen. Die gute Nachricht ist, dass diese beiden sehr klein sind: 0,3 und 0,02 mm. Doch leider hat der Wächterknoten einen Kapseldurch-bruch, was bedeutet, dass sich Krebszellen möglicherweise doch schon auf den Weg in meinen Körper gemacht haben können. Diese Information muss ich erst einmal verdauen.

Um halb sechs kommt Peter. Wir spazieren hinunter zum Teich, der hinter dem Klinikum neben dem Hubschrauberlandeplatz liegt. Den Drainagebeutel stecke ich in die Umhängetasche, die ich bei der Anmeldung bekomme habe. Ich bin froh, meine Frei-heit ein Stück weit wieder gewonnen zu haben.

Abends rufen Freundinnen an, sie erkundigen sich nach meinem Befinden und auch nach den Ergebnissen der Lymphknotenun-tersuchung. Andere schicken WhatsApp-Nachrichten und zeigen mir so, dass sie an mich denken.

Zum Abendessen bekomme ich eine gemischte Käseplatte mit Obst garniert. Die Portion ist groß, ich schaffe nicht alles. Zwar gibt es am Bett auch einen kleinen Fernsehapparat, doch die Sen-der, die ich gerne sehe, finde ich nur auf meinem Tablet und so schaue ich mir zum Abschluss des Tages einen Film an. Das ist möglich, weil ich mir bei der Anmeldung in der Klinik schon den Code für das WLAN habe geben lassen. Zum Schlafen brauche ich keine Medikamente, obwohl das Liegen mit dem Drainage-schlauch und der Operationswunde mehr als unangenehm ist und ich beim Umdrehen immer wieder aufwache. Auch stört mich die Notbeleuchtung oberhalb der Zimmertür, sie scheint mir direkt ins Gesicht. Ich bin es gewohnt, im Dunkeln zu schlafen.

1.9.16
Es folgt ein turbulenter Tag mit vielen Besuchen, Telefonaten und Begegnungen:

- Frühmorgens kommt eine Schwester zum Blutdruckmessen. Sie entfernt auch die Zugangskanüle auf der Hand. Das ist gut, denn sie hat mich immer wieder gehindert.
- Mit routinierten Handgriffen und plaudernd wischt die Putzfrau den Boden und alle glatten Flächen mit einem feuchten Tuch.
- Das Frühstück nehme ich nicht im Bett, sondern am Tisch ein: Ich bekomme wie gewünscht Croissants, Müsli und einen Kaffee.
- Als nächstes bringt man mir die neuesten Ausgaben der örtlichen Tageszeitungen, so kann ich mich auf dem Laufenden halten.
- Mein Operateur kommt zur Visite. Er kontrolliert die Drainage und staunt, wie munter ich drauf bin und dass ich mich schon so gut bewegen kann.
- Eine Klinikmitarbeiterin bringt den Ausdruck des Essensplans für die aktuelle Woche. Da ich keine Schonkost bekomme und auch keine Diät halten muss, habe ich mittags und abends jeweils die Wahl zwischen zwei Vollkostmahlzeiten und fleischfreier Kost. Desserts gibt es bei allen drei Varianten dazu. Sollte mir das Angebot am Abend nicht schmecken, kann ich von einer Extrakarte wählen. Sie notiert meine Wünsche für die nächsten zwei Tage. Es ist fast wie im Hotel.
- Gegen Mittag erscheint eine Mitarbeiterin der Selbsthilfegruppe Frauen nach Brustkrebs. Sie erzählt von ihren eigenen Erfahrungen mit der Erkrankung. Plötzlich greift sie in ihren Blusenausschnitt und holt wie selbstverständlich ihre Epithese, die Brustprothese, heraus, um mir zu zeigen, wie so etwas aussieht. Denn wenn ich mich gegen einen Brustaufbau entscheiden würde, könnte eine solche äußerliche Brustprothese eine Hilfe sein. Das sind Kissen, die aus Schaumstoff oder Silikon bestehen und in einen speziellen BH eingelegt werden. So ist zwischen der operierten Seite und der gesunden Brust von außen betrachtet kein Unterschied mehr zu sehen. Die Kosten für eine solche Brustprothese übernehmen die Krankenkassen. Außerdem bekommt man auch Zuschüsse für spezielle Prothesen-Badeanzüge.

Sie übergibt mir eine Informationsbroschüre und lädt mich zu den Treffen der Selbsthilfegruppe ein. Ich stelle mir vor, wie ich mit Frauen, die ebenfalls an Brustkrebs erkrankt sind, im Kreis sitze und wir über die Krankheit und die damit zusammenhängenden Fragen sprechen. Da weiß ich, dass ich dieser Einladung nicht folgen werde. Ich definiere mich nicht über den Tumor. Nur ein kleiner Teil von mir ist krank, 90 Prozent sind gesund. Ich will nach dem schauen, was gut ist, und werde mein buntes Leben weiterleben. Dennoch ist mir bewusst, dass solche Gruppen für viele Frauen eine wichtige Hilfe sind, die Diagnose zu verarbeiten und für das Leben „danach" gerüstet zu sein.

Meine Besucherin schenkt mir zum Abschied ein Herzkissen, das ich zwischen Arm und Körper klemmen und so verhindern kann, dass die Wunde scheuert und drückt. Das Kissen ist eine Wohltat, ich trage es Tag und Nacht.

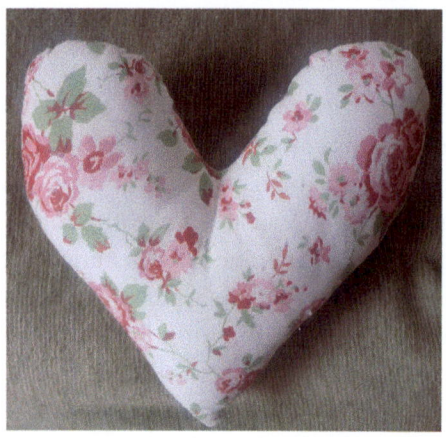

- Das Mittagessen kommt und schmeckt lecker: Suppe, Piccata Milanese und Salat. Aus dem Bistro hole ich mir später noch einen Saft, einen Cappuccino und Obst.
- Da ich meine Onkologin persönlich kenne, schreibe ich ihr eine Nachricht und kündige an, dass ich demnächst zu ihr kommen werde, um die anstehende Chemotherapie zu besprechen, da ich mich von ihr betreuen lassen möchte.
- Eine Physiotherapeutin bringt ein Merkblatt, wie ich den Arm

nach der OP wieder aktivieren und beweglich machen kann. So soll ich z.b. mit den Händen, soweit es geht, an der Wand hochkrabbeln, und dabei versuchen, stets ein bisschen höher zu kommen.

- Immer wieder erreichen mich Anrufe, Mails und Whats-App-Nachrichten. Soviel Anteilnahme ist überwältigend.

Körperlich, mental und seelisch fühle ich mich sehr wohl. Ich bin gut versorgt und umsorgt. Das tolle Einzelzimmer mit der von zu Hause vertrauten Aussicht macht mich glauben, ich sei im Urlaub. Ich frage ich mich aber immer wieder, ob ich die Erkrankung gar nicht annehme, ob ich sie verdränge, oder ob ich mich aufgrund meiner Zuversicht und meines Gottvertrauens so gut fühle.

Ich habe gelernt, dass es besser ist, den Drainagebeutel nicht am Bett zu befestigen, wie es mir die Schwester gezeigt hatte, sondern ihn immer in der Umhängetasche zu verstauen und diese über die Schulter zu hängen. Das macht mich flexibler und mindert die Gefahr, dass ich am Drainageschlauch hängen bleibe, wenn ich schnell aus dem Bett aufstehe, um etwas aus dem Schrank zu holen oder ins Bad zu gehen. Denn schon einige Male konnte ich nur durch eine schnelle Reaktion Schlimmeres verhindern.

Das Bett ist super verstellbar, so dass ich prima lesen und schreiben kann. Der Tag geht unterhaltsam weiter:
- Am Nachmittag kommt noch einmal jemand aus der Physiotherapie. Offensichtlich haben sie sich nicht abgesprochen.
- Mein jüngster Sohn Felix schreibt per WhatsApp aus Amsterdam einen Gruß und schickt ein schönes Portraitfoto. So ist er mir noch näher.
- Peter bringt ein Schälchen Himbeeren aus dem Garten. Wir machen einen Spaziergang rund ums Klinikgelände. Die zwei Kilometer kriege ich problemlos hin.

Nach dem Abendessen schaue noch etwas fern und kann lange nicht einschlafen. Von der psychiatrischen Abteilung, die im Gebäude unterhalb des unseren untergebracht ist, dringt ständig lautes Jammern herauf. Im Nachbarzimmer ist ein zweiter Patient eingezogen. Die beiden wecken sich gegenseitig mit ihrem Schnarchen auf. Kaum ist es ruhig, beginnen die Sägegeräusche von neuem. Derjenige, der wach ist, klatscht laut in die Hände und mahnt den Schlafenden zur Ruhe. Das Wechselspiel geht die ganze Nacht.Kaum bin ich dann doch eingeschlafen, kommt die Nachtschwester auf ihrem Kontrollgang herein und es ist mit dem Schlaf wieder vorbei.

2.9.16
Die Drainage läuft immer noch, auch blutet es ein bisschen. Ich dusche vorsichtig und wasche mir die Haare. Was für ein gutes Gefühl! Ich hänge die Tasche mit der Drainage an die Handtuchstange. Der Schlauch ist lang genug, ich kann mich ungehindert bewegen.

Tuka, die älteste Tochter der von mir betreuten syrischen Familie, sie ist inzwischen 19, will nach mir schauen und hören, wie es mir geht. Sie ist eigens mit dem Bus aus der Stadt gekommen. Nachdem sie nun schon ein knappes Jahr in Deutschland ist und die Schule besucht, um nachzuholen, was sie aufgrund ihrer vierjährigen Flucht versäumt hat, können wir uns nun schon fast ohne die Übersetzungsapp auf dem Smartphone verständigen. Nur manches Mal noch schauen wir ein Wort nach. Ich erzähle ihr, dass ich durch die anstehende Chemotherapie meine Haare verlieren werde und ich dies irgendwie verbergen möchte. Da meint sie „Dann trägst du eben auch ein Kopftuch wie ich." Wir müssen beide lachen.

Auch dieser Tag bietet viel Zerstreuung: Freunde und Bekannte rufen an, schauen vorbei oder chatten mit mir. Plötzlich streikt mein Handy. Nichts geht mehr. Wie abgeschnitten bin ich ohne diese Verbindung nach außen! Nach dem Abendessen surfe ich mit dem Tablet im Internet und versuche, so viel wie möglich über Brustkrebs, seine Behandlungs- und Heilungschancen herauszufinden. Es gelingt mir einigermaßen zu schlafen.

3.9.16

Nach dem Frühstück kommt Dr. A. Er will die Drainage ziehen, doch es läuft noch zu viel Flüssigkeit. Ich muss noch bleiben. Leider. Aber ich darf kurz nach Hause, um frische Kleidung zu holen und auch mein altes Handy, damit ich wieder mit Familie, Freunden und der Welt verbunden bin. Als ich mit Peter zurückkomme, steht das Mittagessen schon bereit. Die Suppe und den Salat gebe ich an ihn ab.

Wir machen einen großen Spaziergang. Es ist sehr schwül. Ob es am Wetter liegt? Oder hat es andere Gründe, dass ich in den letzten Tagen Hitzewallungen habe? Ohne Medikamente, einfach so?

Nach einem Kaffee geht Peter nach Hause. Endlich kann ich in einem ungestörten Mittagsschlaf das Schlafdefizit der Nacht aufholen. Anschließend lese ich etwas, höre dabei Mozart auf dem Tablet. Seine Musik ist mir die liebste.

Nervös warte ich auf das Ergebnis der Histologie. Ich schwanke zwischen „Ich schaffe das, kein Problem" und düsteren Zukunftsgedanken. Nichts vermag mich mehr abzulenken. Und so suche ich im Netz nach allen möglichen Stichworten. Das macht aber wenig Sinn, da ich die endgültigen genauen Fakten der Untersuchungen noch nicht kenne. Stattdessen versuche ich, alle Aspekte zusammenzutragen, die für einen guten Ausgang sprechen. Dies beruhigt mich wieder ein bisschen.

4.9.16

Dr. A. kommt und prüft die Flüssigkeitsmenge im Auffanggefäß der Drainage. Er nickt zufrieden, die Menge ist kleiner geworden und so darf ich nach Hause. Zuvor muss er den Schlauch entfernen. Mir war schon vorher unwohl bei dem Gedanken, dass dieser Teil, der unter meiner Brust im Körper steckt und den ich mit den Fingern getastet hatte, gezogen werden muss. Ich fürchtete, dass das sehr weh tut. „Atmen Sie mal tief durch!", fordert Dr. A. mich auf und schon hat er den Schlauch in der Hand. Kein Schmerz, nichts. Die Konzentration auf den Atem hat mich abgelenkt.

Peter holt mich ab. Zur Feier des Tages möchte ich ausgehen, möchte die Freiheit wieder spüren. Wir verabreden uns mit Freunden zum Essen. Ich genieße es sehr. Wir bleiben lange sitzen. Ich sage den beiden, dass sie ganz normal mit mir umgehen mögen. Wenn sie etwas wissen wollen über meine Erkrankung und deren Behandlung, können sie fragen. Ich werde dann entscheiden, was ich erzählen will, oder darauf hinweisen, dass das im Moment keine Thema ist, über das ich sprechen möchte.

Es geht mir gut. Ich kann den Arm bewegen, auf der rechten Seite wieder schlafen und mein Bewegungsprogramm fortsetzen.

5.9.16
Ich habe gelesen, dass es angebracht ist, vor einer Chemotherapie die Zähne kontrollieren zu lassen. Denn sie greift nicht nur den Tumor an, sondern auch anderes Gewebe wie z.b. die Mundschleimhaut und das Zahnfleisch. Eine eventuell notwendige Behandlung sollte vorher abgeschlossen ist. Ich vereinbare einen Termin und bekomme ihn zeitnah aufgrund der besonderen Situation.

6.9.16
Die Beurkundung meiner Vorsorgevollmachten gestaltet sich wider Erwarten kompliziert. Zuerst bedeutet man mir, ich habe in dem Büro, in dem ich vorstellig werde, keinen Termin, den müsse ich in einem anderen Notariat gemacht haben. Man behandelt mich wie eine schusselige Alte. Bevor ich an mir zu zweifeln beginne, suche ich die Bestätigungsmail auf meinem Handy und siehe da, ich habe Recht. Doch nun ist mein Ansprechpartner nicht zur Stelle, ich muss mit seiner Vertretung Vorlieb nehmen.

Letztendlich aber ist alles unter Dach und Fach. Nach Absprache mit meinen Kindern habe ich entschieden und schriftlich hinterlegt, wer meine Geschäfte erledigen soll, wenn ich dies nicht selbst tun kann, wer für meine Betreuung sorgen soll und was ich in den letzten Wochen meines Lebens möchte und was nicht. Für mich ist diese Klarheit eine große Beruhigung und wie meine Kinder mir bestätigt haben, auch für sie.

Ich informiere sie, wo ich die Mappe mit den Vollmachten, meinen Passwörtern und allen anderen wichtigen Angaben hinterlegt habe. Nicht ohne augenzwinkernd hinzuzufügen, dass sie diese Mappe vor meinem 90. Lebensjahr sicher nicht brauchen werden.

7.9.16
Einmal im Monat findet der Clubabend mit den Soroptimistinnen statt. Mein Club, der Club Friedrichshafen/ Bodensee, gehört zu Soroptimist International, einer weltweiten agierenden Organisation für Frauen in verantwortlichen Positionen im Berufsleben[7]. Heute sitzen wir zum Abschluss des Abends in einem Restaurant zusammen und ich überlege, ob jetzt der richtige Zeitpunkt wäre, mich zu offenbaren und über meine Erkrankung zu sprechen. Diesen Gedanke verwerfe ich wieder, denn ich möchte alle gleichzeitig informieren und an diesem Abend sind wir nicht vollzählig. So entscheide ich mich, eine Rundmail zu schreiben und schicke sie am folgenden Tag los.

Liebe Clubschwestern,
ich werde in den nächsten Monaten wohl mit einigen Veränderungen in meinem Äußeren rechnen müssen. Doch bevor Ihr mutmaßt, möchte ich lieber gleich offen sprechen.
Also: Vor sechs Wochen wurde bei mir Brustkrebs diagnostiziert. In der Zwischenzeit wurden etliche Untersuchungen gemacht, auch eine kleinere OP. Letzten Sonntag durfte ich wieder nach Hause.
Die Therapie nimmt nun ihren Lauf, d.h. ich werde in den nächsten sechs Monaten Chemo bekommen. Danach folgt eine weitere OP und…und.
Erstaunlicherweise hat mich die Diagnose überhaupt nicht geschockt. Ich bin zuversichtlich und sicher, dass ich das Ganze gut hinter mich bringen kann. Birgit wird mir dabei eine erfahrene Begleiterin sein. Darüber bin ich sehr froh.
Und dass ich mit meinem Optimismus nicht falsch liege, wurde mir im Gespräch mit dem Chefarzt noch einmal bestätigt. Es gebe viele Hebel, „Hermann" (so habe ich meinen Tumor genannt), aus seinem Quartier zu vertreiben.
Der Weg ist sicher nicht einfach, aber gangbar.
Ich wünsche mir von euch, dass Ihr mit mir umgeht wie immer. Dass ihr mit

mir sprecht und nicht über mich. Vielleicht werde ich den einen oder anderen Clubabend nicht dabei sein können, vielleicht aber werden die Nebenwirkungen der Chemo meinen Alltag auch nicht sonderlich durcheinander bringen. Das hoffe ich natürlich, aber man weiß es nicht.

Ich freue mich über jeden Tag, an dem es mir gut geht, und bin nicht bereit, ihn mir durch irgendwelche Horrorszenarien, Ängste oder Jammer zu vermiesen. Diese Haltung hat mir immer geholfen.

Wenn es irgend geht, werde ich weiter so leben wie bisher, das ist das Beste, was ich in dieser Situation tun kann. Arbeiten, im Kontakt sein mit meiner Familie, in meinen Netzwerken aktiv sein (da gehört natürlich auch unser Club dazu), die Natur genießen, im Chor singen, tanzen gehen, Klavier spielen, walken, malen, mit textilen Materialien arbeiten, meine syrische Familie begleiten und...und...und...Und zwischendurch die Therapietermine wahrnehmen.

Euch allen liebe Grüße
Ursula

Die Reaktion ist überwältigend. Ich bekomme Antworten, Karten, Briefe und Blumen. Alle bedanken sich für meine Offenheit. Von meiner Clubschwester Sandra bekomme ich einen kleinen Schutzengel, den ich als Lesezeichen an mein Krebstagebuch hefte.

Ich weiß aus eigener Erfahrung, wie unsicher man wird, wenn ein nahestehender Mensch erkrankt und man nicht weiß, wie man reagieren soll. Soll man es ansprechen oder nicht? Diese Unsicherheit wollte ich meinen Clubschwestern nehmen und gleichzeitig zeigen, dass ich offen bin für ein Gespräch. Im Augenblick betrifft es mich, doch da statistisch gesehen jede achte Frau im Laufe ihres Lebens an Brustkrebs erkrankt, ist es nur wahrscheinlich, dass eine andere Frau aus dem Club irgendwann diese Erfahrung machen muss. Dann bin ich gerne bereit, ihr zur Seite zu stehen.

Eine ähnlich positive Erfahrung hat mein Peter gemacht, der ebenfalls sehr offen mit seiner Krankheit umgegangen ist. Vor der Operation rief er alle Freunde an, um sie über die Diagnose und die bevorstehende Behandlung zu informieren. Die große Anteilnahme aller, so sagte er, fühle sich an wie ein warmer, umhüllender Mantel.

8.9.16

Die Beule unter meinem Arm, das Serom[8,] schwillt immer mehr an. Sie drückt und behindert mich in den Bewegungen. Ich rufe im Klinikum an, bekomme einen Termin beim Chefarzt und gehe zu Fuß hinauf. So absolviere ich gleichzeitig mein Gehpensum. Der Chefarzt inspiziert das Serom, er rät von einer Punktion[9] an. Die Gefahr einer Infektion sei zu groß. Ich solle lieber massieren. Dafür schreibt er mir eine Salbe auf.

Auf meine Frage, ob er etwas zu meiner Prognose sagen kann, reagiert er mit einer Gegenfrage: „Was glauben Sie denn, wie viele Frauen, die das Gleiche haben wie Sie, werden nach zehn Jahren noch leben?" Ich will nicht übertreiben und antworte in einem fragenden Unterton: „70 Prozent?" Der Chefarzt lacht. „Nein", sagt er, „90% überleben die nächsten zehn Jahre. Von den übrigen 10 Frauen sterben 9 an anderen Ursachen und die eine hat schlechte Voraussetzungen."

So gute Aussichten! Mir fällt ein, dass ich im Internet manchmal davon gelesen habe, dass viele Menschen in meinem Alter „multimorbid" sind, d.h. dass sie bereits an mehreren Krankheiten leiden. Das kann ich von mir nicht sagen. Ich fühle mich gesund, fit und vor allem psychisch stabil. Mein Vertrauen und mein Optimismus haben mich immer getragen und die schwierigsten Situationen überwinden helfen. Warum nicht auch diese?

9.9.16

Meine Patentochter Lena ist zu Besuch gekommen. Wir sehen uns nicht oft. Lena ist Ärztin, fliegt außerdem im Rettungshubschrauber mit und ist deshalb terminlich meist sehr eingespannt. Endlich haben wir wieder einmal Zeit für ruhige Gespräche. Wir bummeln die Promenade entlang, grillen Fisch im Garten und sitzen noch lange beim Sonnenuntergang am Ufer.

Das Serom drückt immer mehr. Inzwischen habe ich Schmerzen auf der Unterseite des Oberarms, in der Brust und auch am seitlichen Oberkörper. Lena begleitet mich ins Klinikum. Jetzt am Wochenende gibt es nur einen Notdienst. Der Chefarzt ist nicht da. Nach zwei Stunden Wartezeit, die wir zuerst im Foyer, dann auf dem Flur der Frauenklinik verbringen, treffe ich auf Dr. A. Nachdem er sich die Schwellung angeschaut hat, meint er: „Da kommen wir nicht darum herum zu punktieren." Und er ermahnt mich: „Sie sollten nicht so lange waren! Kommen Sie gleich, wenn Sie wieder einen Druck verspüren." Er punktiert, holt 120 ml Wundflüssigkeit heraus, ich spüre sofort eine große Erleichterung. Doch die Spannungsschmerzen im Arm und in der Brust bleiben. Ob das Gewebe überdehnt wurde?

10.9.17

Um einem Lymphödem[10] vorzubeugen, hatte man mit geraten, den operierten Arm möglichst wenig zu belasten und bei Gartenarbeit Handschuhe zu tragen. Durch die Operation kann der Abfluss der Lymphe gestört sein und der Arm anschwellen. Eindringende Keime durch kleine Verletzungen begünstigen ebenfalls die Entstehung eines Lymphödems. Ich lasse mir zur Vorbeugung Lymphdrainagen verschreiben. Die Physiotherapeutin streicht und drückt sanft Arm, Dekolleté und Hand. Ich hoffe, dass diese angenehme Behandlung auch wirkt.

Peter und ich machen eine große Runde. Wir streifen durch die Obstanlagen und Weinberge und beschließen den Tag mit der Einkehr in einem Restaurant direkt am Wasser. Da die Sommerferien vorüber sind, gibt es weniger Touristen und somit auch einen guten Platz für uns.

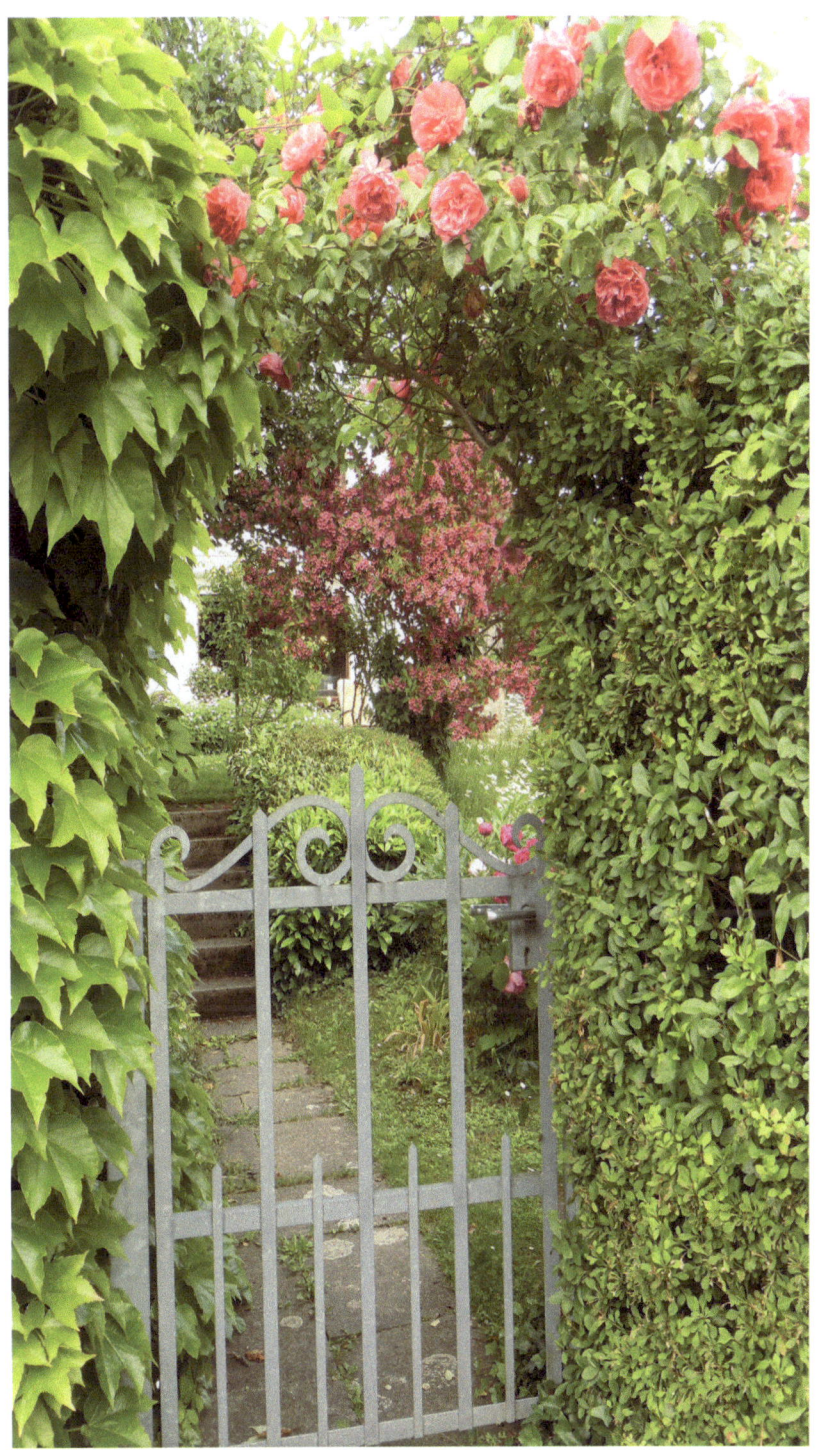

Campari

12.9.16

Der Port für die Infusionen der Chemotherapie soll in einem dem Klinikum angeschlossenen Krankenhaus eingesetzt werden. Mit der Überweisung in der Tasche fahren wir früh am Morgen zum Vorgespräch. Der Operateur zeigt mir das Modell, eine kleine, flachen Dose aus Metall, so groß wie ein Zwei-Euro-Stück, das mir unterhalb des linken Schlüsselbeins eingepflanzt werden soll. Der daran befestigte feine Schlauch wird in die Vene eingeführt und dort fixiert. Über diesen Port leitet man die Infusionsflüssigkeit in die Blutbahn ein. Wird dafür ein Port verwendet, bleiben die Venen in den Armen geschont, denn einige Zytostatika greifen auch die Zellen in den Venen an, in die sie eintropfen. Gerade in dünnen Venen führt das schnell zu schmerzhaften Entzündungen. Ich bin froh über diese Lösung, denn ich hatte schon mehrfach Berichte von Frauen gelesen, deren Blutgefäße durch die Aggressivität der Medikamente total zerstochen und vernarbt waren. Der Port soll zumindest für die gesamte Dauer der Chemotherapie liegen bleiben, mitunter auch länger.

Ich befürchte, für das Einsetzen des Ports eine zweite Narkose zu bekommen. Hat sich mein Körper doch gerade erst von einer erholen müssen. Doch der Anästhesist beruhigt mich, „Wir brauchen keine Narkose zu machen. Sie bekommen ein Beruhigungsmittel und eine Schmerzspritze. Das müsste ausreichen."

Im Netz finde ich Untersuchungsergebnisse, nach denen eine Chemotherapie bei lobulären Karzinomen geringe Wirksamkeit haben soll. Ich bin verunsichert und drucke den Artikel aus, um ihn zum Vorgespräch mit der Onkologin unterstützend dabei zu haben.

13.9.16

Heute erfahre ich, wie die Chemotherapie ablaufen wird: 4 x EC (Epirubicin/Cyclophosphamid) im dreiwöchigen Rhythmus, dann 12 x Taxol jede Woche. Insgesamt dauert sie also ein halbes Jahr. Man könnte die Reihenfolge auch umdrehen, erklärt mir die

Ärztin. EC habe in der Regel die größeren Nebenwirkungen. Um das Schlimme bald hinter mir zu haben, beschließe ich, ins kalte Wasser und damit anzufangen. Ich hoffe auf milde oder gar ausbleibende Nebenwirkungen. Für die erste Sitzung kaufe ich mir Salbei-Lutschpastillen und Kaugummi. Ich hatte gelesen, dass die Chemotherapie die Schleimhäute angreift und dass das gemildert werden kann, wenn der Speichelfluss durch Lutschen und Kauen gefördert wird.

An diesem Tag muss Peter zu einer seiner eigenen regelmäßigen Nachsorgeuntersuchungen. Und wie immer bestärken wir uns vorher gegenseitig darin, dass sicher alles in Ordnung sein wird, da er sich wohlfühlt und Energie hat, um sich seiner Musik zu widmen und im Garten aktiv zu sein.

14.9.16
Ich habe das Gefühl, dass mein Leben nur noch aus Arzt- und Krankenhausterminen besteht. Gut, dass ich selbständig bin. Denn mein Arbeitspensum sieht genauso aus wie vorher: Einzelcoachings, Gruppencoachings, Vorträge und Workshops. Noch muss ich nichts absagen, da ich meine beruflichen Verpflichtungen selbst planen und terminieren kann.

Morgens um 7.15 Uhr muss ich mich im Krankenhaus einfinden, der Port wird gesetzt. Mit mir warten bereits viele andere Patienten. Mit wehendem Kittel kommt die diensthabende Ärztin. Sie trägt Goldschmuck an den Fingern und um den Hals, ihre Fingernägel sind rot lackiert. Mich wundert das. Vielleicht hat man sie wegen Personalausfall aus ihrer Freizeit zurückgeholt. Frau Doktor will mir einen Zugang setzen.

„Ich möchte keine Narkose, nur eine Lokalanästhesie und etwas zum Schlafen.", versuche ich sie zu bremsen.
„Dann brauchen Sie sich nicht zu wundern, wenn es weh tut.", erwidert sie etwas barsch.
„Mir wurde versichert, dass ich nichts spüren werde."
„Dann müssen wir eben nachspritzen." Sprach's und war schon

wieder draußen. In der Vorbereitungsgasse zur Operation erhalte ich eine Infusion „Nur eine Kochsalzlösung.", versichert mir der junge Pfleger. Doch es muss noch etwas anderes dabei gewesen sein, denn kaum bin ich im OP, schlafe ich auch schon ein.

Nach zwei Stunden wache ich wieder auf, alleine in einem Raum mit sechs frisch bezogenen Betten. Ich kann nicht aufstehen, noch bin ich durch den Infusionsschlauch mit dem Ständer verbunden. Ich rufe. Niemand hört mich. Mein Handy ist im Schrank, unerreichbar weit weg. Endlich, nach mehr als einer Stunde, kommt der Arzt, der mich operiert hat, zieht einen Stuhl an mein Bett heran und nimmt Platz. Er erklärt, der Eingriff sei schwieriger gewesen als angenommen, denn meine Vene, in die der Schlauch des Ports geschoben werden musste, sei extrem dünn. Es sei problematisch gewesen, die Verbindung herzustellen. Ein riesiger blauer Fleck vom Schlüsselbein bis hinunter zur linken Brust zeugt von diesem Eingriff. Der Port tut weh. Bei jeder Bewegung spüre ich diesen Fremdkörper. Schmerztabletten sollen mir über die erste Zeit hinweg helfen. Außerdem gibt er mir ein wasserfestes Pflaster mit, damit ich trotz der frischen Wunde duschen kann.

Am Nachmittag gehe ich wieder hinauf zum Klinikum, um das Serom punktieren zu lassen. Eine kleine Erleichterung, dass jetzt wenigstens die rechte Seite nicht mehr weh tut.

Anschließend fahre ich zu einem spezialisierten Friseur, um mir eine Perücke auszusuchen. Es ist wichtig, das zu tun, so lange man noch eigene Haare hat, denn dann kann man den Haarersatz anpassen. In einem Extraraum probiere ich in aller Ruhe verschiedene Modelle, kurze Haare, längere, mit und ohne Locken. Da ich die Perücke nur eine Zeitlang brauchen werde, kommt lediglich eine mit Kunsthaaren in Frage. Eine Echthaarperücke sieht natürlicher aus, das stimmt. Sie hat allerdings einen hohen Preis und die Krankenkasse übernimmt nur einen Teil der gesamten Kosten. Ich entscheide mich für ein Modell, das meiner aktuellen Frisur sehr nahe kommt. Trotz Chemotherapie möchte ich möglichst wie immer aussehen. Niemand soll bereits aufgrund meines Aussehens auf meine Erkrankung schließen können. Ich kann auf mitleidige Blicke oder Getuschel hinter meinem Rücken verzichten und will selbst entscheiden, wem ich etwas sage und wem nicht.

Mit dem Friseur vereinbare ich, wieder zu kommen, wenn die Haare von alleine ausgegangen sind, um die Perücke endgültig anzupassen. Ich will sie nicht schon im Vorfeld abrasieren wie die Frauen, die diesen Vorgang auf Video festhalten und dann auf You Tube veröffentlichen. Ich will warten und sehen, wie lange es dauert, bis sich meine Haare verabschieden, und wie das vor sich geht. Da bin ich vielleicht zu sehr Forscherin, als dass ich der Entwicklung vorgreifen möchte. Aber vielleicht bin ich auch nur von der Hoffnung getragen, bei mir werde sich der Haarausfall in Grenzen halten.

15.9.16

Heute soll ich die erste Chemotherapie bekommen. Erstaunlicherweise bin ich entspannt und ruhig. Schon kurz vor acht stehe ich in der Tagesklinik. Noch ist niemand da und ich kann mir einen Platz aussuchen kann. Ich steure den hinteren Abschnitt des dreigeteilten Raums an und belege einen der blauen bequemen Sessel, auf dem ein Handtuch in gleicher Farbe zum Schutz gegen die Kühle des Kunststoffs liegt. Der Sessel ist verstellbar, die Beinstütze lässt sich hochfahren, die Rückenlehne in Liegeposition bringen. Ganz wie man es haben möchte. Daneben steht ein Servierwagen, auf dem ich meinen Rucksack abstelle und das auspacke, was ich glaube, in den nächsten Stunden brauchen zu können: mein Tablet, etwas zu schreiben, mein Stickzeug, Lektüre und die geeisten Ananasstücke, damit die Mundschleimhaut nicht allergisch reagiert. Hier in dieser Ecke, weit weg vom Eingang, fühle ich mich nicht auf dem Präsentierteller, ich werde nicht gesehen, wenn andere Patienten oder deren Angehörige den Raum betreten. Hier kann ich in Ruhe lesen und nachdenken und brauche nicht irgendwelche Gespräche über Kranken- und Familiengeschichten zu hören. Durch die breiten Scheiben der Trennwände kann ich in den nächsten und übernächsten Abschnitt des Raumes sehen. Doch diese sind so hoch angebracht, dass sie den Blick nur auf den oberen Teil der Infusionsständer freigeben. Wenn neue Patienten kommen, kann ich sie sehen, wenn sie stehen, sonst höre ich nur ihre Stimmen.

Die blauen Kunststoffsessel stehen in allen drei Abschnitten des Raums, bei mir sind es nur zwei, in der Mitte, dem größten Abschnitt sechs, drei und drei gegenüber und ganz vorn noch einmal drei. Neben jedem Sessel steht ein Infusionsständer. Für begleitende Angehörige gibt es in der Mitte noch einen runden Tisch und Stühle.

Jetzt ist es nach acht. Langsam füllt sich der Raum. Frauen und Männer, junge und alte, der Krebs macht vor niemandem Halt. Eine gebrechlich wirkende Mutter wird von ihrer Tochter begleitet. Eine ältere Frau ist bereits fortgeschritten mit ihrer Chemotherapie, denn sie verdeckt ihre Glatze mit einem Turban. Sie nimmt im vorderen Raum Platz. Eine andere Frau, ebenfalls mit Turban, gesellt sich zu ihr. Sie begrüßen sich überschwänglich, vermutlich haben sie sich hier kennengelernt. Dann beginnen sie eine lautstarke Unterhaltung.

Grit, die Onkologieschwester, kommt mit ihrem Servierwagen zu mir. Auf ihm liegt alles zur Blutabnahme und Vorbereitung der Infusion bereit. „Über welchen Quatsch so alles man reden kann.", kommentiert sie das Gespräch der beiden Damen. Nachdem sie ihre Handschuhe angezogen hat, packt sie, was nötig ist, aus den sterilisierten Packungen und legt es griffbereit zurecht: Die Spritzen, die Röhrchen für das Blut, die Klemmen, die Kochsalzlösung und das Desinfektionsmittel. Sie greift in meinen Ausschnitt, um Größe und Lage des Ports zu prüfen. Dann wählt sie die passende Nadel und sticht den Silikondeckel des Ports an. Ich spüre nichts. Sie schließt einen kurzen Schlauch an und klemmt ihn ab, bevor sie ihn mit der kleinen Ampulle Kochsalzlösung verbindet. So wird der Port gespült und auf die Chemoinfusion vorbereitet. Das ist jedes Mal nötig, erklärt sie mir. Als nächstes befestigt sie einen großen Beutel Kochsalzlösung am Infusionsständer und legt den Schlauch durch den Infusiomat. Mit diesem Gerät kann man die

Geschwindigkeit des Durchlaufs bestimmen und regeln. Damit der Schlauch an meiner Seite immer an seinem Platz bleibt und nicht verrutscht, klebt Grit ihn zur Sicherheit mit einem Pflaster am Pullover fest.

Bevor die Infusion mit der Chemolösung beginnen kann, müssen die Blutwerte bestimmt werden. Leider klappt die Blutabnahme bei mir nicht über den Port, deshalb muss dies am Arm geschehen. Grit bindet dafür meinen linken Arm ab. Am rechten darf seit der Operation der Lymphdrüsen kein Blut mehr abgenommen werden. Auch in der Armbeuge kommt kein Blut. Deshalb versucht es die Onkologieschwester am Unterarm. Sie setzt eine Butterflyspritze, das ist eine mit einer besonders dünnen Nadel, und zieht das Blut auf. Sie füllt verschließt das Röhrchen und wendet es hin und her. Auf die Einstichstelle kommt ein Pflaster. In der Zeit, in der die Kochsalzlösung in meinen Körper fließt, wird im Labor das Blutbild erstellt. Erst wenn sicher ist, dass das Blut in Ordnung ist, dass vor allem die Leukozyten einen akzeptablen Wert haben, kann die Chemotherapie beginnen. Ist deren Wert zu nieder, besteht die Gefahr einer Infektion. In diesem Fall wird man, bevor es mit der Chemotherapie fortgesetzt werden kann, medikamentös dafür sorgen, dass er wieder ansteigt. Dann muss der Termin verschoben werden, bis der Wert wieder vertretbar ist.

Ist das Blutbild in Ordnung, werden der Kochsalzlösung die Medikamente gegen Übelkeit und Allergien beigefügt. Ich bekomme ein Medikament zum Blasenschutz, das ich sofort einnehmen soll, und Emnedtabletten gegen Übelkeit zur Einnahme in den nächsten drei aufeinanderfolgenden Tagen. Der Kochsalzbeutel ist leer, es folgt ein Antibiotikum und dann das eigentliche Medikament, Epirubicin, eine kräftig rote Lösung. Von ihr erhoffe ich mir eine besondere Wirkung auf Hermann. Trotz der Ernsthaftigkeit der Situation mache ich einen Spaß: „Ich habe Campari Orange bestellt. Das hier ist nur Campari!" Während das Epirubicin in mich hineinläuft, konzentriere ich mich und stelle mir vor, wie das Medikament die Krebszellen erreicht und sie vernichtet. „So Hermann", denke ich, „jetzt geht's dir an den Kragen!"

Die behandelnde Ärztin geht von Patient zu Patient und erkundigt sich nach dem Befinden eines jeden und fragt nach möglichen Nebenwirkungen. Wenn Bedarf oder Notwendigkeit besteht, ordnet sie Rezepte an oder veranlasst die sofortige Gabe von Medikamenten. Eine der Onkologieschwestern fragt, ob ich einen Kaffee oder Wasser haben möchte. Sie bringt mir eine Decke, denn ich beginne zu frösteln.

Es herrscht in diesem Raum keine Trauerstimmung, wie man erwarten könnte, im Gegenteil, es wird oft gelacht. Gertrud, meine soroptimistische Clubschwester, liefert die Medikamente aus ihrer Apotheke, wir halten ein kleines Schwätzchen. Renate, eine Freundin, die Dienst in der Tagesklinik hat, kommt ebenfalls vorbei. Von der Infusion spüre ich nichts. Immer wieder schaue ich hoch, wie lange es noch dauert. Zu schnelles Fließen ist nicht verträglich, heißt es, also muss ich mich in Geduld üben. Um 11 Uhr kann mich Peter abholen, ich hatte ihn angerufen. Zu Hause schlafe ich zwei Stunden lang tief und fest. Dann kochen wir gemeinsam. Ich esse mit Appetit und gehe anschließend walken. Wenn jeder Chemotherapietermin so problemlos abläuft wie heute, kann ich es locker aushalten.

16.9.16

Ich spüre so gut wie keine Nebenwirkungen. Wie verschrieben nehme ich über drei Tage verteilt die Emnedtabletten. So soll eine eventuell doch noch auftretende Übelkeit in Schach halten werden. Da ich schon seit langem bei kleineren Beschwerden, bei Unwohlsein oder nahenden Erkältungen mit Schüsslersalzen gute Erfolge erzielt hatte, und auch meine nächtlichen Wadenkrämpfe damit losgeworden bin, nehme ich zur Stärkung jetzt zusätzlich die Salze drei, fünf, acht und einundzwanzig. Eine Handvoll Walnüsse ergänzen meinen täglichen Speiseplan.

Am Abend sind wir zur Geburtstagsfeier meiner Freundin Christine eingeladen. Wir essen, singen und lachen bis 1 Uhr in der Nacht. Es tut mir sehr gut, da es mir ein Gefühl von Normalität und nicht von Kranksein gibt. Denn niemand außer Christine weiß von meiner Erkrankung. Sie wird erst Thema, als im Gespräch der Ausschnitt meines T-Shirts etwas verrutscht und das Pflaster über dem Port sichtbar wird. Aber auch dann wird es nicht vertieft.

Die Diagnose und die Folgen der Behandlung bringen meine Reisepläne durcheinander. Ich wollte im Herbst eine Reise nach Madagaskar antreten, um meine Tochter zu besuchen, die für 18 Monate dort lebt. Doch die mit der Therapie einhergehende geminderte Abwehrkraft lässt das nicht zu. Ich bin sehr traurig. Hatte ich mich doch so darauf gefreut, meine kleinen Enkel wiederzusehen. Als sie nach Madagaskar aufgebrochen waren, war Paula 3 Jahre und der kleine Noi erst 3 Monate alt.

17.9.16
Das Cortison zeigt Wirkung auf meinem Gesicht. Es ist rundlicher geworden und die Wangen erblühen in einem unnatürlichen Rot. Die Waage zeigt fast zwei Kilogramm mehr als sonst. Ich schiebe das erst einmal auf das leckere Essen vom Vorabend. Oder ob es doch eine Wassereinlagerung aufgrund des Cortisons ist? Wieder walke ich mein selbstgesetztes Pensum von 40 Minuten. Die App auf meinem Smartphone zeigt an, dass ich langsamer geworden bin. Es strengt mich an.

18.9.16
Wie freue ich mich über 200g weniger Gewicht! Doch da wir abends noch einmal eingeladen sind, wird die Freude von kurzer Dauer sein. Das Herzklopfen verstärkt sich, auch ist mir etwas schummrig. Ich mache mir einen Pfefferminzaufguss und lasse ihn kalt werden. Viel trinken ist angesagt, um die Giftstoffe wieder aus dem Körper zu transportieren. Am Nachmittag bestelle ich Kopfbedeckungen für die haarlose Zeit. Im Internet zeigen viele betroffene Frauen, wie sie ihre fehlenden Haare mit Tü-

chern oder Turbanen bedecken. Manche von ihnen sind sehr kreativ und variieren mit Bändern und besonderen Knüpfmethoden ihr tägliches Aussehen. Ich bestelle einen roten Turban und zwei Unterziehkappen, über die ich Tücher wickeln kann. Diese Unterziehkappen halten warm, schließlich haben wir schon Herbst. Sie verhindern, dass die Tücher auf dem kahlen Kopf ins Rutschen kommen. Nach einem tiefen Mittagsschlaf lässt das Herzklopfen nach, ich fühle mich besser.

19.9.16

Ich halte meinen monatlichen dreistündigen Vortrag vor einer Gruppe von Existenzgründern, erläutere ihnen, welche Informationen ein Businessplan enthalten muss, wie sie zu ihrer Positionierung finden und welche Marketingaktivitäten vielversprechend sind. Ich merke, dass ich im Gegensatz zu sonst sehr schnell und sehr hektisch spreche. Statt es zu kaschieren, trete ich die Flucht nach vorne an und offenbare meinen Zuhörern den Grund. „Willkommen im Club!" kommentiert einer der Teilnehmer, drei weitere folgen. Die Krebstherapie scheint weit verbreitet.

Ich habe das Gefühl, beim Gehen nicht mehr die Spur halten zu können. Ich schwanke. Das macht mir Angst, hoffentlich wird es nicht schlimmer.

20.9.16

Auch nach dem Absetzen des Cortisons bleibt das höhere Gewicht. Ich suche nach Wegen, diese Entwicklung zu stoppen. Noch weiß ich nicht, wie ich vorgehen kann. Ich möchte auf keinen Fall durch die Krebsbehandlung dicker werden. Zum Glück war Frust- und Trostessen noch nie ein Thema für mich.

Am Abend bei der Chorprobe versagt meine Stimme, nicht nur in der Höhe, sie wird insgesamt brüchiger und manchmal auch leiser. Ich spreche unsere Chorleiterin an. Sie empfiehlt mir, eine Logopädin zu konsultieren. Vielleicht gibt es besondere Übungen, um dieser Entwicklung entgegenzutreten. Ich möchte unter keinen Umständen auf das Singen verzichten. Es würde mir sehr fehlen. Mir gefallen unser Repertoire, diese Mischung aus Rock, Pop und Jazz, die Fröhlichkeit unserer Proben und das freundschaftliche Miteinander.

Ich hole meine Perücke ab, für alle Fälle. Doch noch ist nicht die Zeit, sie aufzusetzen. Ein paar Haare sind ausgegangen, aber das fällt kaum auf.

21.9.16

Ich suche meinen Weg zwischen normalem Leben und einem „Ich muss auf mich achten". Wo verläuft die Grenze? Worauf kommt es an? Was sollte ich auf jeden Fall tun? Ich muss wohl einfach rechtzeitig auf die Signale meines Körpers hören und seinen Bedürfnissen folgen.

22.9.16

Das Blutbild nach der ersten Chemo ist in Ordnung, die Leukozyten liegen bei 5,2, der Normalwert liegt zwischen 4 und 10.

23.9.

Nach regelmäßigem Walken, Wandern und bewusstem Essen bin ich fast wieder auf Normalgewicht. Im Gegensatz zu anderen Betroffenen habe ich keine Aversionen gegen bestimmte Lebensmittel oder Getränke. Das Lauftempo kann ich wieder halten. Ich fühle mich zunehmend normaler und freue mich auf jeden Tag.

Seit einigen Jahren schreibe ich, zuerst nur Blogartikel, dann auch Bücher. Fünf habe ich inzwischen schon veröffentlicht. Im Augenblick sitze ich an zwei neuen Projekten: Zum einen ist es mir ein Anliegen, über den Ruhestand zu schreiben und Beispiele aufzuzeigen, wie diese Phase positiv und erfüllend gestaltet werden kann. Das andere Buch soll nicht veröffentlicht werden, es ist als Weihnachtsgeschenk gedacht und wird die Portraits von zehn Familienangehörigen umfassen. Ich möchte meinen Kindern und Enkeln ihre Großeltern und Urgroßeltern nahe bringen, da sie sie kaum oder nie persönlich erlebt haben. Was anfangs als kleine Textsammlung angedacht war, weitet sich immer mehr aus, da ich überall Informationen finde, die es wert sind, aufgenommen zu werden, seien es Fotos, Auszüge aus Briefen oder Fundstücke aus dem Netz. So wird es doch ein richtiges Buch werden mit rund 120 Seiten.

In der Autorengruppe, der ich seit einigen Jahren angehöre, erzähle ich von meiner Diagnose und der Therapie. Ich ernte großes Erstaunen, dass man mir nichts anmerkt. Eine aus der Runde sagt, dass sie sich, sollte ihr so etwas zustoßen, zurückziehen würde und keinen sehen wollte. Jede hat ihre eigene Art, Schwierigkeiten zu bewältigen. Für mich ist es eine unermessliche Kraftquelle, mein alltägliches Leben und den Kontakt zu lieben Menschen so weit wie möglich beibehalten zu können.

24.9.16
Das sonnige Herbstwetter lockt zu einer Wanderung. Wir fahren nach St. Bartholomäberg in Vorarlberg und machen dort eine große Tour. Mit dem Anstieg habe ich sehr zu kämpfen, doch werde ich mit der Aussicht auf die Bergspitzen auf der gegenüberliegenden Seite belohnt. Da wird klar, warum St. Bartholomäberg auch der Sonnenbalkon des Montafon genannt wird.

29.9.16
Endlich habe ich eine Hausärztin gefunden, die die Krebstherapie, wenn nötig, mit homöopathischen Mitteln begleitet oder zumindest nach deren Ende mir hilft, langwierige Folgen zu verhindern oder abzumildern, da durch die Behandlung, sei es Chemotherapie, Operation oder Bestrahlung nicht nur die Krebszellen, sondern auch gesunde Zellen angegriffen werden. Zum ersten Termin bringe ich ihr das Informationsblatt des Tumorboards mit. Sie macht ein Blutbild, um später einen Vergleich zu haben. Für die Stimme empfiehlt sie mir, Gelorivoice zu lutschen. Das hilft sehr schnell. Ich bin glücklich, dass es nun mit dem Singen wieder klappt.

1.10.16
Heute findet das Familientreffen statt, das ich organisiert habe.

Als Treffpunkt haben wir Tübingen gewählt, damit die Anreise für jeden von uns machbar ist. Da ich keine Geschwister habe, sind mir meine Cousins und Cousinen die nächsten Verwandten. Es ist schön zu sehen, dass auch die jüngere Generation gerne zu diesem Treffen kommt und sich so die Bande erneuern lassen.

4.10.16
Nachdem in den letzten Tagen mehr Haare im Kamm hängen blieben, kann ich sie heute mit der Hand rausziehen. Beim Walken merke ich, wie der Wind an meinen Haaren ziept. Die Kopfhaut beginnt zu schmerzen.

6.10.16
Zweite Chemotherapie. Ich lese, spiele Scrabble auf dem Tablet oder schaue aus dem Fenster und genieße die Aussicht. Von meinem Sessel aus ist das ungehindert möglich. Ich sehe die Kronen der Bäume, die Straße zum Klinikum und die Fußgänger. Ich beschließe, dass dies in Zukunft der Sessel sein wird, den ich belegen will. Damit es klappt, muss ich in Zukunft immer sehr früh kommen.

Wieder mache ich gleich im Anschluss an die Chemo einen langen Mittagschlaf. Der Schwindel geht zurück, nachdem ich viel Wasser getrunken habe.

7.10.16
Der Haarverlust nimmt zu. Ich muss der Tatsache ins Auge sehen, dass ich vermutlich demnächst eine Glatze haben werde. Gesammeltes Haar klebe ich zur Erinnerung in mein Tagebuch. Ich bestelle einen Ponykranz, das ist ein Haarband, an dem lange Fransen in meiner natürlichen Haarfarbe befestigt sind. Das kann ich unter Mützen anziehen und so über den Haarausfall hinwegtäuschen. Noch aber ist jeder Tag mit eigenen Haaren für mich ein gewonnener Tag.

Statt Walken gibt's jede Menge Gartenarbeit. Ich fühle mich gut und bin froh, diese Arbeiten erledigen zu können.

8.10.16

Heute findet der Fotoworkshop zum Thema Migration/Integration statt. Mein älterer Sohn Robbi hat mir den Gutschein dazu geschenkt, da er weiß, dass ich gerne fotografiere und dazulernen will. Vor einiger Zeit hatte ich mir eine Spiegelreflexkamera zulegt, mit der ich immer wieder auf Fotospaziergängen unterwegs bin. Besonders spannend find ich Makroaufnahmen, was meinen Blick für Details sehr geschärft hat. Obwohl die Chemo erst zwei Tage zurück liegt, kann ich gut bei der Sache sein, wenngleich ich immer befürchte, dass man mir die Wirkung ansieht. Ich spüre einen leichten Schwindel, mir wird oft warm und manches Mal auch heiß.

„Woran denken Sie, wenn Sie die Worte Migration und Integration hören?" Diese erste Frage unseres Kursleiters offenbart unser eingeschränktes Denken. Denn aufgrund der Flüchtlingsbewegung im Jahre 2015 kommen uns nur Antworten, die sich darauf beziehen. Doch Migration und Integration gab es auch schon früher: Wir gehen beim Türken oder Italiener essen. In unseren Gärten blühen Pflanzen aus fernen Ländern. In den Supermärkten finden wir Früchte, die bei uns nicht wachsen, und solche, die zu den Speisen aus den Küchen fremder Kulturen gehören. So haben durch den Kontakt mit meiner syrischen Familie bei uns Bulgur, Tabouleh Salat und gerollte Weinblätter Einzug gehalten.

Wir teilen das Thema in verschiedene Aspekte auf. Jeder wählt, wozu er gerne Fotos machen möchte. Ich entscheide mich für ausländische Presse und das Angebot im Supermarkt.

9.10.16

Amrum! Endlich wieder einmal Amrum! Ich liebe diese Insel seit der Zeit, als wir in Hamburg gewohnt und mindestens einmal im Monat dort ein langes Wochenende verbracht hatten. Die frische Meeresbrise, der weite Sandstrand, die würzige Luft des Kiefernwäldchens und nicht zuletzt die leckeren Fischgerichte sind mir lebhaft in Erinnerung. Ich bin mir sicher, dass ein Aufenthalt mir jetzt sehr gut tun würde. Die drei Wochen Abstand zwischen den

Chemoinfusionen machen es möglich, dass wir fahren. Ich habe eine gemütliche Ferienwohnung in Norddorf gefunden, von der aus wir schnell zum Meer kommen und abends eines der zahlreichen Restaurants aussuchen können. Das Auto können wir stehen lassen, alles lässt sich bequem zu Fuß erledigen. Auf der Fahrt beginnt ein unangenehmer Juckreiz auf dem Kopf und im Gesicht. Abends habe ich weiße Flecken an den Oberarmen.

10.10.16 - 11.10.16
Wir machen lange Strandspaziergänge, einmal 9,5 km, einmal 11 km. Ich bin schnell außer Atem und müde. Vielleicht ist es die Luftveränderung, versuche ich mir zu erklären. Ich brauche eine Mütze, denn mir wird kalt am Kopf. Auch sonst friere ich rasch.

12.10.16
Haare, überall sind Haare: Ich fege den Boden, wische im Bad und pflücke sie von Kopfkissen, Leintuch und aus dem Waschbecken. Ich komme mit dem Putzen fast nicht nach. Meiner Vermieterin gegenüber wäre es mir peinlich, doch sie kommt zum Glück erst nach unserer Abreise wieder in die Wohnung, da kann ich vorher noch einmal alles gründlich sauber machen. Trotzdem möchte ich meinen Kopf noch nicht rasieren. Zumindest im Haus kann ich immer noch ohne Kopfbedeckung sein.

Ich suche die örtliche Friseurin auf und bitte sie, ganz vorsichtig die Spitzen zu schneiden. Sie ist sehr verständnisvoll und geht behutsam ans Werk. So habe ich wenigstens eine einigermaßen normale Frisur und sehe nicht aus wie eine gerupfte Henne.

Wir hatten es so gut geplant: Im gleichen Zeitraum wie wir hatte auch mein Sohn Robbi für sich und seine Familie eine Ferienwohnung auf Amrum gemietet. Jetzt hat Pepe, der Jüngere, Windpocken. Ich muss mich von ihm fernhalten, um mich nicht anzustecken. So schade! Was bleibt, sind gemeinsame Strandspaziergänge bei denen wir darauf achten, dass der Wind nicht von Pepe zu mir weht.

13.10. – 16.10.16

Die Tage sind ausgefüllt mit langen Wanderungen und Strandspaziergängen. Besonders der Gang um die Odde, der Nordspitze der Insel, ist anstrengend. Denn die 12 Kilometer im Sand zu gehen, fordert Kraft. Dennoch tut es mir gut. Ich kann nicht genug davon bekommen. Der Rhythmus ist so erholsam wie der eines Skiurlaubs: Sportliche Betätigung in der frischen Luft, danach ausruhen oder lesen in der warmen Stube, am Abend gutes Essen, hier die Amrumer Spezialitäten, und eine angenehme körperliche Müdigkeit.

Ich bin sehr glücklich, wieder einmal hier zu sein. Abends vervollständige ich in meinem Skizzenheft die Eindrücke von unseren Wanderungen. Ich habe die Erfahrung gemacht, dass eine Zeichnung die Erinnerung lebendiger hält als ein Foto.

Nachts allerdings steigt ein Taubheitsgefühl in meinem linken Bein vom Fuß bis zum Knie hoch. Der Knöchel fühlt sich blockiert an. Die Fingerspitzen sind taub.

Dann liege ich wach und grüble: Was ist, wenn all die Therapien nicht wirken? Was, wenn Hermann nicht weicht? Ich hole mein Krebstagebuch und schreibe auf, was dafür spricht, dass die Therapie erfolgreich sein wird:

- Die Aussage des Chefarztes, dass nur eine von 100 Frauen an dieser Art Tumor in den folgenden 10 Jahren stirbt und ich diese eine nicht bin.
- Die Chemotherapie, die Hermann vertreiben wird und mit ihm alle in meinem Körper versprengten Zellen.
- Die Lymphknoten, die weitere Zellen in meinen Körper schicken könnten, sind bereits herausoperiert.
- Die geplante Amputation, die Hermann mitsamt seinen Ablegern beseitigt.
- Die Bestrahlung, die den Zellen, die möglicherweise danach immer noch in mir sind, den Garaus macht.
- Die anschließende Antihormontherapie, die eventuell immer noch vorhandenen Tumorzellen die Nahrung entzieht.

Diese Liste wird mir eine Basis für mein Vertrauen sein. Ich kann sie hervorholen, sollte ich wieder einmal zweifeln und verzagt sein.

18.10.16

Wir sind wieder zu Hause. Ich gehe zur Fuß zur Klinik, um ein neues Blutbild machen zu lassen. Die Werte sind in Ordnung.

Wir vom Autorentreff tragen zum Programm der Literaturtage der Stadt bei, neben dem Publikum ist auch die Presse anwesend. So in der Öffentlichkeit stehend ziehe ich heute zum ersten Mal meine Perücke auf. Die letzten Haarreste auf meinem Kopf mindern ihren festen Halt, es ist so ungewohnt und ich bin ständig versucht, das Haarteil zurechtzurücken. Doch niemand scheint zu bemerken, dass ich nicht meine eigenen Haare auf dem Kopf habe. Man macht mir sogar Komplimente: „Oh, hast du einen neuen Friseur!" Ich lache und bejahe.

Auf You Tube schaue ich mir Videos an, wie man eine Perücke pflegt und wäscht.

20.10.16

Den bestellten Turban schicke ich zurück, denn ich weiß jetzt, dass ich ihn nie aufsetzen werde, signalisiert er doch sofort, warum ich ihn trage. Er ist die typische Kopfbedeckung einer Krebspatientin. Für mich als Brillenträgerin ist er darüber hinaus unpraktisch, da ich die Brille oft auf- und absetze und ich dann die Bügel jeweils zwischen dem Kopf und dem straff sitzenden Turban umständlich hineinschieben muss.

22.10.16

Da die Chemotherapie die Abwehrkräfte des Körpers schwächt, soll ich mich von Menschenansammlungen fernhalten. Gerade jetzt im Herbst ist die Wahrscheinlichkeit, mich anzustecken, hoch. Ich bin im Zwiespalt. Soll ich jetzt darauf verzichten, dem nächsten Volleyball-Match des VFB zuzuschauen? Wir waren in den letzten Jahren bei fast jedem Spiel dabei. Ursprünglich hatte ich angeregt, nur einmal ein Spiel anzusehen, doch dieses eine

Mal hat uns zu Fans gemacht. Mir gefällt die Schnelligkeit der Ballwechsel, die Stimmung in der Arena, die Möglichkeit, die Spieler anzufeuern, und sich mit ihnen zu freuen. Und mir gefällt, dass es eine klare Trennung des Spielfelds gibt, wodurch es nicht zu Fouls kommt, wie man es vom Fußball kennt. Der VFB ist eine sehr erfolgreiche Mannschaft, die schon 13mal die Deutsche Meisterschaft gewonnen hat und einmal sogar in der Champions League Erster wurde. Mit der Zeit kennen wir die Spieler, ihre Stärken und Schwächen und unsere Nachbarn auf den Sitzen.

Ich entscheide mich, auch künftig zu den Volleyballspielen zu gehen und an den Biberacher Filmfestspielen teilzunehmen, die Ende des Monats stattfinden. Ich bin mir sicher, dass die Freude an diesen Aktivitäten meine Abwehr mehr stärkt als wenn ich mich in die eigenen vier Wände zurückziehe.

23.10.16
Wir gehen mit Natascha und Axel spazieren und besuchen anschließend das Naturkundemuseum. Nachdem ich den beiden erzählt habe, wie ich versuche, mich auf die Erkrankung einzustellen und mit ihr umzugehen, sagt Natascha zu mir: „Wenn du nicht Ursula wärst, würde ich dir sagen, du brauchst einen Coach wie Ursula. Geh zu ihr!"

Am Abend finde ich einen wunderbaren Satz, der Marc Twain zugeschrieben wird und den ich mir immer wieder vor Augen halten will: „Ich habe in meinem Leben schon viele schreckliche Ereignisse durchlebt, von denen einige eingetreten sind." Für mich bedeutet das, den Weg der Therapie Schritt für Schritt zu gehen, mich nicht zu ängstigen, was vielleicht kommen wird, sondern mich mit einem Problem, einer unvorhergesehenen Entwicklung erst dann konkret auseinanderzusetzen, wenn es eingetreten ist. Was nicht heißt, mich nicht zu informieren, was kommen kann. Angst ist wie eine wabernde Wolke. Sie wird kleiner oder löst sich auf, wenn ich mir genauer anschaue, wovor ich Angst habe. „Was kann schlimmstenfalls passieren?" Das ist die Frage, die ich mir in schwierigen Situationen stelle. Dann mache mich auf die Suche nach möglichen Lösungen. Wenn ich die gefunden habe, lasse ich die Dinge auf mich zukommen. Meist zeigt sich dann, dass es nicht so schlimm kommt wie befürchtet.

Die Stimme der Angst können wir nicht wegdrücken, sie kommt wieder, dann vielleicht lauter. Sie will beachtet werden, denn sie macht darauf aufmerksam, dass es hier etwas gibt, worüber wir nachdenken sollten. Diese Kraft finde ich in meinen Positivlisten. Ich will mir meine gute Zeit nicht mit Befürchtungen und erdachten Schreckensszenarien vermiesen. So lange nichts anderes bekannt ist, will ich auf einen guten Ausgang hoffen, will ein erfülltes und buntes Leben leben und mich jeden Tag an die Dinge erinnern und dankbar für sie sein, die trotz Therapie möglich sind. Nebenwirkungen und Einschränkungen will ich wahrnehmen und nach Möglichkeiten suchen, ihnen zu begegnen.

27.10.16

Dritte Chemo. Die drei Onkologieschwestern haben alle Hände voll zu tun. Medikamente werden angeliefert, eine neue Patientin stellt sich vor, sie wird am nächsten Tag ihre erste Infusion erhalten. Das Telefon klingelt, jemand sagt seinen Termin wegen Krankheit ab. Zwischendurch ertönt immer wieder das Piepsen, das anzeigt, dass einer der Infusiomaten nicht mehr richtig läuft und neu justiert werden muss.

Am Nachmittag nach dem Mittagsschlaf ist Laubrechen im Garten angesagt. Ich genieße diese meditative Tätigkeit in der warmen Herbstsonne. Die nächsten zwei Tage werde ich dank Cortison unbändige Energie haben und jede Menge schaffen. Ich habe Glück. Es könnte anders sein.

28.10.16

Kurz vor 10 Uhr schließe ich den Raum auf und bereite alles für den Nähtreff mit den Flüchtlingsfrauen vor: Ich verteile die Nähmaschinen auf den Tischen, sondiere und ordne die Spenden an Stoffen und Wolle, die wieder eingetroffen sind, und warte. Die Frauen sind selten pünktlich, sie haben einen anderen

Tagesrhythmus. Meist kochen und essen sie spät am Abend, ihre Kinder sind noch lange wach. Das verschiebt die Schlafenszeit in den Vormittag, so wie sie es in ihren Heimatländern aufgrund der hohen Temperaturen gewohnt sind. Adima ist die erste, die den Kopf zur Tür hereinstreckt. Als sie sieht, dass ich noch alleine bin, meint sie „ich hole" und läuft los, die anderen zu informieren. Die Geflüchteten sind in Containern untergebracht, in denen bis vor kurzem noch die Lehrveranstaltungen der Zeppelinuniversität abgehalten wurden. Der Umzug der Hochschule in den renovierten Umbau fand genau zu dem Zeitpunkt statt, als dringend Räume gesucht wurden für all die Menschen, die aus persönlicher oder wirtschaftlicher Not in unsere Gegend kamen.

Allmählich trudeln die Frauen ein. Die beiden Afghaninnen beginnen, farbenfrohe Taschen zu häkeln, für unseren europäischen Geschmack sehr farbenfroh. Ihre beiden Jüngsten schlafen in Wippen, die sie auf dem Tisch abgestellt haben. Eine Frau aus dem Irak versucht, aus einem alten Bettbezug einen Vorhang zu nähen, um sich vor neugierigen Blicken in ihr Zimmer zu schützen. Die dunkelhäutige Lula aus Eritrea findet ein angefangenes Strickzeug in den Wollvorräten und beschließt spontan, das Werk zu vollenden. Die Frauen sitzen in kleinen Gruppen zusammen, jede Nation für sich, denn sie können sich mit den anderen nicht verständigen. Doch trotz aller Unterschiede herrschen eine friedliche Atmosphäre und ein freundschaftlicher Umgang. Die Zeit bis zwölf Uhr vergeht schnell.

Da ich abends auch noch meine Businesscoachinggruppe leite, trage ich die Perücke von früh morgens bis Mitternacht. Langsam gewöhne ich mich an sie, wenngleich sie beim langen Tragen zu jucken beginnt.

29.10.16
Im zweiten Teil des Fotoworkshops Migration und Integration geht es darum, die Bilder zu sichten, die die einzelnen Teilnehmer mitbringen, und zu sehen, welche davon in der geplanten Ausstellung gezeigt werden sollen. Ich bin stolz darauf, dass meine Fo-

tos ein Viertel der gesamten Exponate ausmachen. Die Portrait-
aufnehmen, die ich beim Internationalen Stadtfest gemacht habe,
wirken im Großformat besonders anziehend.

30.10.16
Heute fühle ich mich nicht gut. Ich bin schlapp und kurzatmig,
habe Herzklopfen, Schwindel und schlechten Geschmack im
Mund. Ich lege mich hin und google nach Abhilfe. Meine Onkologin ordnet ein EKG an, sie will die Ursachen abklären und
nichts übersehen. Zum Glück gibt es keinen ernsthaften Befund.
Um den schlechten Geschmack zu bekämpfen, packe ich mir Salbeibonbons als ständige Begleiter in die Handtasche.

3.11.16
Das Gewicht pendelt sich auf normal ein. Das Blutbild und der
Blutdruck sind in Ordnung, die Leukozyten liegen bei 3,8, das ist
nur knapp unter dem Normalwert. Meine Ärztin sieht deshalb
keine Notwendigkeit, Medikamente einzusetzen, und ich beschließe, so weiter zu leben und alles zu unternehmen wie geplant. Ich
stelle mir einen großen Schutzschild vor, der alle Keime von mir
fernhält.

3.11-5.11.16
Die 38. Biberacher Filmfestspiele finden statt und wir sind wie
seit Jahren schon wieder dabei. Gezeigt werden deutsche Filme,
die noch nie im Kino waren, Abschlussarbeiten von Studenten
der Filmhochschulen und Kurzfilme. Im Anschluss an die Vor-
führung besteht für das Publikum die Gelegenheit, mit den Ma-
chern des Films zu diskutieren. Schauspieler und Schauspielerin-
nen, Regisseure, Produzenten und Kameraleute stehen Rede und
Antwort. Sie erzählen, wie die Filmidee entstanden ist, berichten
von den Produktionsbedingungen und geben Erlebnisse am Ran-
de des Drehs preis. Es ist immer spannend und macht viel Spaß.
Zwischen den Filmen sitzt man im Foyer zusammen. Man trinkt
ein Glas, unterhält sich mit anderen Besuchern über bereits ge-
sehene und noch kommende Filme und stellt vielleicht plötzlich fest, dass am gleichen Tisch ein bekannter Schauspieler sitzt.

Diese Nähe zwischen Publikum und Leinwandakteuren brachte den Filmfestspielen auch den Namen Familienfest des Deutschen Films ein. Durch die intensive Beschäftigung mit Filmen sind wir zu richtigen Spezialisten geworden: Wir wissen, wie ein guter Film aufgebaut sein soll, was Musik oder Kameraführung lange vorher schon ankündigen und kennen uns aus mit Wendepunkten.

Die meisten unserer Freunde können nicht nachvollziehen, dass man an einem Tag drei oder vier Filme hintereinander ansehen kann und dann noch in der Lage ist, sie zu unterscheiden. Für uns ist das kein Problem, wir können auch später noch darüber sprechen, was wir gesehen haben und welcher Film uns beeindruckt hat und warum. Wir genießen die Atmosphäre im Traumpalast, in dem vier der Säle bespielt werden und freuen uns nach den Filmfestspielen schon auf das kommende Jahr.

4.11.16

Ich muss mir wieder einmal versichern, warum ich gute Chancen habe, diese Erkrankung zu überwinden und kein Rezidiv zu bekommen und schreibe in mein Krebstagebuch:

- Die Größe meines Tumors liegt knapp über dem ersten Level: Hermann liegt mit 2,2 cm nur 0,2 cm über dem Level T1 (im Tiefstapeln bin ich gut!).
- Hermann hat einen Wachstumsquotienten Ki von 15 %, er ist also ein langsam wachsender Tumor. Sollte es ein Rezidiv geben, würde das vermutlich auch langsam wachsen.
- In meinem fortgeschrittenen Alter wächst sowieso alles langsamer.
- Die befallenen Lymphknoten waren klein, zwischen 0,3 und 0,02 cm.
- Die Hormonrezeptoren sprechen zu 100% auf die Antihormontherapie an.
- Es gibt keine HER2 Überexpression, was wiederum ein schnelleres Wachstum des Tumors bedeuten würde.
- Es wird auf vielen Ebenen gegen Hermann vorgegangen. Er wird besiegt werden und eventuell im Körper vorhandene Zellen werden es auch.

Wenn mir etwas Angst macht, versuche ich, konkrete Informationen und Fakten zu finden. Klarheit mindert meine Angst und zeigt mir auf, was auf mich zukommt und was ich selbst tun kann. Aber auch, worauf ich mich u.U. einstellen muss. Es bringt nichts, die Augen zu verschließen, hilfreicher ist es aus meiner Sicht und Erfahrung, sich damit auseinanderzusetzen.

So habe ich mich nicht nur informiert, warum ein guter Ausgang wahrscheinlich ist, sondern auch darüber, was es bedeuten würde, wenn das erwartete positive Ergebnis nicht eintritt. Was wäre, wenn die Prognose sich verschlechtert?

- Sollte ein Rezidiv auftreten, müsste ich vermutlich die ganze oder eine ähnliche Prozedur noch einmal durchlaufen. Das wäre nicht schön, aber aushaltbar. Zumindest wüsste ich dann schon ganz genau, was auf mich zukommt.
- Sollten sich Metastasen in den Knochen bilden, ließe sich der Tumor mit entsprechenden Medikamenten noch lange in Schach halten. Metastasen in Lunge und Leber können durch eine engmaschige Kontrolle erkannt und behandelt werden. Inwieweit das erfolgreich ist, hängt von der Größe der Metastasen ab.

Was ist, wenn nichts mehr hilft? Dann würde eine schwere Zeit folgen. Ich müsste erleben, dass Schmerzen meine Tage beeinflussen und ich immer weniger kann. Ich würde im Krankenhaus oder auch zu Hause liegen, könnte mich nicht mehr an Dingen erfreuen, die heute noch ein Teil meines Lebens sind. Medikamente und die Palliativmedizin würden die Schmerzen lindern können, so hoffe ich zumindest. Ich würde deshalb vielleicht viel schlafen und kein Interesse mehr am Leben um mich herum haben. Es wären keine Ausflüge mehr möglich, keine Teilnahme an Veranstaltungen. Besuche am Krankenbett würden mit der Zeit auch weniger, da die meisten Menschen nicht wissen, wie sie mit einem Krebskranken umgehen sollen, und sie sein Leid auch nicht sehen wollen. Irgendwann käme der Moment, in dem ich in ein Hospiz möchte, um dort die letzten Tage zuzubringen. Zu sterben ist wie einschlafen, ohne aufzuwachen. Das kann nicht schrecken. Ich würde im Friedwald beerdigt werden, unter Bäumen, in der Natur. Diese Vorstellung gefällt mir. Nicht nur für mich, sondern auch für meine Kinder, die kein Grab pflegen müssten und dennoch einen Ort hätten, an dem sie mich finden können.

Ich wäre traurig, die Enkel nicht aufwachsen zu sehen und nicht zu erleben, wie meine drei Kinder ihr Leben gestalten. Ich könnte ihnen nicht mehr mit Rat und Tat zur Seite stehen, auch nicht ihr Tun wenigstens mit Liebe begleiten. Doch ich habe ihnen einen guten Start ins Leben ermöglicht. Sie stehen auf eigenen Beinen, ich habe ihnen Wurzeln und Flügel gegeben, wie Khalil Gibran sagt. Irgendwann ist es so oder so an der Zeit, Abschied zu nehmen. Ich würde gar nicht wissen, was ich alles nicht mehr erleben kann. Wenn ich mit meinem Tumor oder irgendwelchen Metastasen noch fünf Jahre leben kann, bin ich fast so alt wie meine Mutter, als sie starb, und sieben Jahre älter als mein Vater an seinem Sterbetag. Wenn ich nicht an diesem Tumor sterbe, dann wird es einen anderen Grund geben zu gehen. Niemand lebt ewig.

Natürlich ist mir klar, dass solche Überlegungen theoretisch sind, solange der Ernstfall nicht eingetreten ist. Am Beispiel meines Vaters konnte ich das erleben: Er verkündete immer sehr distanziert und kühl: „Wenn ich ernsthaft krank werde, erschieße ich mich.“ Denn er hatte als Mitglied des Schützenvereins eine eigene Waffe. Doch als dann der Krebs dabei war, ihn zu besiegen, suchte er überall Hilfe, er wollte leben. Er konsultierte Ärzte in der näheren Umgebung und in ferneren Städten, hoffte nicht nur auf Linderung, sondern auch darauf, das Wachstum des Tumors möge zu stoppen sein. Das aber habe ich erst erfahren, als ich nach seinem Tod seine Unterlagen und Korrespondenzen sortierte. Er hat weder mit meiner Mutter noch mit mir darüber gesprochen, dass ihm klar ist, wie es um ihn steht. Und wir wussten nicht, ob wir dieses Thema anschneiden sollen. Das möchte ich anders handhaben. Denn nur so ist es möglich, Abschied zu nehmen, zu sagen, was man noch sagen möchte, und Frieden zu schließen, sollte irgendwo Unstimmigkeit herrschen.

Wenn ich es mir allerdings wünschen könnte, würde ich gerne 90 Jahre alt werden – aber nur, wenn ich soweit gesund und geistig fit bin, um mich selbst versorgen und aktiv am Leben teilnehmen zu können.

5.11.16

Den ganzen Tag verbringen wir in den tiefen Sesseln der Filmfestspiele in Biberach. 17 Stunden lang trage ich die Perücke, am Ende juckt sie schrecklich und ich bin froh, sie auf der Heimfahrt im Auto gegen eine Mütze tauschen zu können.

18.11.16

Vierte und letzte Chemo mit EC. Danach werde ich im wöchentlichen Rhythmus Taxol bekommen. Insgesamt 12mal. Ich bin angespannt: Werden die Nebenwirkungen ähnlich sanft sein? Oder werden sie womöglich stärker und oder länger anhaltend sein? Oder wird das Taxol auf ganz andere Weise meinem Körper zu schaffen machen? In zehn Tagen werde ich es wissen. Die freudige Nachricht: Die Leukozyten liegen bei 6800.

Ein Ehepaar kommt, der Mann hatte am Tag zuvor die Diagnose erhalten, heute erhält er seine erste Infusion. Es herrscht gedrückte Stimmung, dennoch scheint er sehr gefasst. Sie aber weint und jammert die ganze Zeit: Wie wird sich ihr Leben nun ändern? Was ist mit dem geplanten Urlaub? Was mit ihren gemeinsamen Hobbys? Ich verstehe diese Frau, doch tut mir der Mann leid, dem jetzt eine andere Stütze gut tun würde.

Die Cortisongabe verleiht mir wieder einen mächtigen Aktivitätsschub. Ich arbeite am Schreibtisch ellenlange To-Do-Listen ab und gehe dann noch in den Garten, um dafür zu sorgen, dass er winterfest wird. Die Rosen bekommen eine Decke aus Reisig, große Pflanzen wickeln wir ein und transportieren die großen Töpfe in den Keller. So kann ihnen der Frost nichts anhaben.

21.11.16

Obwohl es draußen 16 Grad hat, friere ich andauernd. Ich habe

Herzklopfen und ein unangenehmes Völlegefühl. Oft bin müde und abgeschlagen.

29.11.16

Vor der ersten Gabe Taxol erläutert mir die Onkologin die möglichen Nebenwirkungen: Gewichtszunahme, brüchige Fingernägel, Nagelbettentzündungen, Neuropathien[11] an Füßen und Händen. Das sind wahrlich keine besonders guten Aussichten.

Am Abend suche ich im Internet nach Hinweisen, was ich tun kann, um diesen Nebenwirkungen zu begegnen. Wieder lese ich die Erfahrungsberichte in den Foren, in denen sich Betroffene gegenseitig unterstützen und Rat holen. Geflissentlich versuche ich, Horrorgeschichten nicht auf mich wirken zu lassen, sondern nur herauszufiltern, was den Frauen bei der gleichen Therapie geholfen hat. Ich finde:

- Eispackung für Hände und Füße. Das soll Neuropathien vorbeugen, wenn die Blutgefäße sich während der Infusion zusammenziehen.
- Nagelöl und Nagelhärter
- Geeiste Ananasstücke und Eiswürfel, die während der Infusion gelutscht werden, um die Mundschleimhäute zu schützen.
- Kaugummi hilft ebenfalls.

Die Ernährung hatte ich aufgrund der Krebserkrankung von Peter schon umgestellt und so ist es mir gelungen, mein Gewicht einigermaßen zu halten. Ich weiß, dass abendliche Einladungen die Waage am nächsten Tage nach oben springen lassen. Aber ich weiß auch, wie ich das in den Folgetagen wieder korrigieren kann.

Was zu diesem Zeitpunkt meine Ernährung schon prägt:
- Keine Wurst, ganz selten Fleisch
- viel Gemüse und Salate
- ausreichend trinken, meist Wasser mit Zitrone oder Pfefferminz
- wenig Zucker

2.12.16

Im Tanzkurs steht heute der Wiener Walzer auf dem Programm. Wir lernen die Links- und Rechtsdrehung im Wechsel. Ich muss passen und mich setzen, mir wird bei den ersten Drehungen schon schwindlig.

4.12.16

Ich werde sehr schnell müde, das frustriert mich. Die Treppe im Haus macht mich atemlos. Bei Spaziergängen muss ich anhalten, um zu verschnaufen. Da die Kurzatmigkeit nun schon länger andauert und ich der Onkologin meine Beschwerden schildere, lässt sie das überprüfen. Es wird ein Lungen-CT gemacht, ohne Befund. Auch der Lungenfunktionstest gibt keinen Anlass zur Beunruhigung. Die Ergebnisse sind gut: Sauerstoff 97% und Lungenfunktion 87%. Mit der Schnappatmung muss ich mich wohl fürs Erste abfinden. Ich fühle mich wie eine alte Frau.

5.12.16

Ich beginne mit der Weihnachtsbäckerei, denn wie jedes Jahr möchte ich allen Kindern ein Advents- und Nikolauspäckchen schicken, denn ich weiß, dass sie sich dann über die Plätzchen aus Mutters Küche freuen. Meine Kraft muss ich mir gut einteilen. Ein oder zwei Sorten schaffe ich, dann ist wieder eine Pause nötig. Am nächsten Tag kann es weiter gehen.

8.12.16

Heute ist die erste Taxol-Infusion, sie wird nicht so lange dauern, wie die mit CE. Auf zwei Stunden ungefähr soll ich mich einstellen. Ich lasse mir Kühlakkus für die Hände und Füße geben. Die Onkologieschwester wickelt sie in Handtücher. Trotz dieser Maßnahme kann ich sie nicht die ganze Zeit über aushalten. Die Kälte beginnt zu schmerzen und ich muss immer mal wieder die Füße und Hände von den Akkus heben. Ich lutsche Eiswürfel und schlafe während der Infusion ein.

Zu Hause mache ich wie sonst auch einen Zweistunden-Schlaf, danach geht es mir besser.

8.12.16

Meine Freundin Ingrid bringt mir Camouflagecreme, mit der ich meine roten Chemobäckchen etwas kaschieren kann. Es muss ja nicht gleich jeder wissen, was los ist. Sonst fühle ich mich gut.

12.12.16

Mit Schrecken stelle ich fest, dass die Fingernägel bläulich angelaufen sind. Ich habe gelesen, dass es durch Taxol schlimmstenfalls zur Ablösung der Fuß- und Fingernägel kommen kann, deshalb habe ich mir schon Nagelöl und Härter besorgt, die ich jetzt auftrage. Das soll helfen. Bei meiner neuen Gynäkologin habe ich einen Termin, um mich vorzustellen und ihr das Protokoll des Tumorboards zu bringen. So kann sie sich ein Bild machen, denn nach Abschluss der Therapie wird sie mich weiter begleiten und die Nachsorge übernehmen.

14.12.16

Auf dem Ultraschallbild ist zu erkennen, dass der Tumor unter der Chemo geschrumpft ist. Dieses Mal wird mir seine Größe im Umfang mitgeteilt: statt 5,5 cm³ nur noch 1,5 cm³! Ich bin überglücklich.

Der Operateur hat eine zweite gute Nachricht für mich bereit: Es ist möglich, einen Brustaufbau in der gleichen Operation wie die Amputation zu machen. Inzwischen hat man in der Klinik gute Erfahrungen damit gemacht.

Bisher hatte ich mich mit dem Leben mit nur einer Brust abgefunden, denn einen Aufbau ein halbes Jahr nach der Amputation würde ich nicht machen lassen wollen. Doch jetzt steht die Möglichkeit im Raum, nach allen Therapien zumindest äußerlich wieder die „Alte" zu sein. Keine spezielle Unterwäsche, keinen besonderen Badeanzug zu brauchen und keine Prothese, die ich in den BH schieben muss. Auch habe ich gelesen, dass ein Aufbau für den Rücken besser wäre. Denn bei nur einer Brust besteht die Gefahr, aufgrund des ungleichen Gewichts Rückenschmerzen zu bekommen.

Die Wahrscheinlichkeit, eine Kapselfibrose zu bekommen, wenn der Aufbau einer Strahlentherapie ausgesetzt wird, kann nicht hundertprozentig ausgeschlossen werden. Es gibt ein kleines Risiko. In diesem Fall muss das Implantat wieder entfernt werden. Nach kurzer Überlegung stimme ich zu, ich lasse den sofortigen Wiederaufbau machen. Zumindest will ich die Chance ergreifen, dass es gut gehen kann. Wenn es dumm läuft, müsste ich letztendlich nach der Entfernung des Implantats doch mit nur einer Brust leben. Doch vielleicht klappt es ja.

Zum Abschluss des Gesprächs gab mir mein Operateur noch einen Satz mit auf den Weg, den ich mir immer merken wollte: „Sie werden an diesem Krebs nicht sterben." Was will ich mehr?

15.12.16
Zweite Taxol-Infusion. Meine Onkologin meint, ich sei ihre Vorzeigepatientin, und eine Freundin kommentiert, ich säße in meinem Stuhl in der Tagesklinik wie in der Reha. Während die Infusion läuft, stelle ich mir vor, dass Hermann die Lösung nicht verträgt und immer kleiner wird. „So, Hermann," denke ich wieder, „jetzt geht es dir an den Kragen!"

Den ganzen Tag habe ich einen metallischen Geschmack im Mund, er ist sehr unangenehm. Mit einem kräftigen Kakaogetränk versuche ich, ihn zu bekämpfen.

15.12.16
Das Familienbuch mit den Portraits ist rechtzeitig fertig geworden. Es lenkt mich immer von den Nebenwirkungen und Unpässlichkeiten der Chemo ab, wenn ich mich um meine Projekte kümmern kann. Auch das ist ein Stück meines normalen Lebens.

16.12.16
Fast jeden Tag gehe ich walken, meist so um 4 – 5 Kilometer. Die Strecke kontrolliere ich nach wie vor mit der App auf dem Smartphone. Dies ist ein wichtiger Faktor, durchzuhalten, denn es macht mich zufrieden, wenn ich mein selbstgewähltes Pensum

einhalte. Zusammen mit den vielen Schritten in Haus und Garten komme ich auf rund 10000 Schritte, was ungefähr 6,5 bis 7 Kilometer entspricht. Meist brauche ich gar nicht eigens zum Walken zu gehen, denn ich lasse jetzt öfter das Auto stehen und mache Erledigungen, Arztbesuche oder auch Gänge ins Kino, zu Ausstellungen zu Fuß.

Mein Arm mit dem Port schmerzt immer noch, wenn ich ihn hochhalte. Das ist besonders beim Tanzen hinderlich. Doch allmählich werden wir beide findig und kompensieren die Einschränkung mit kleineren Bewegungen oder einer ähnlichen Figur. Manchmal habe ich allerdings Angst, dass meine Perücke ins Rutschen kommt, wenn Peter den Arm für eine Damendrehung besonders flach hält. Aufs Tanzen verzichten möchte ich aber auf keinen Fall.

19.12.16
Auf dem Breitscheidplatz in Berlin rast ein Lastwagen in den Weihnachtsmarkt, tötet 11 Besucher und verletzt 55 zum Teil schwer. Beunruhigt versuche ich meine Söhne zu erreichen. Sie sind wohlbehalten zu Hause. Ich atme auf, es tut so gut, die eigenen Kinder in Sicherheit zu wissen. Dennoch bin ich in Gedanken bei den Angehörigen der Opfer. Die Konfrontation mit der eigenen Endlichkeit hat mich auch für das Schicksal anderer dünnhäutiger werden lassen.

22.12.16
Die dritte Taxol-Infusion. Abends habe ich das Gefühl, Stecknadeln im linken Fuß zu haben und auf etwas sehr Hartem zu stehen. Ich bin beunruhigt. Sollte das der Beginn von Neuropathien[10] sein?

Die Weihnachtsvorbereitungen sind abgeschlossen, der Baum ist geschmückt, die Lebensmittel eingekauft. Dieses Jahr wird nur Felix über die Feiertage kommen, Robbi hat sich mit Familie über Silvester angesagt und Cornelia ist immer noch auf Madagaskar. Mit ihr werde ich nur skypen können.

23.12.16

Das Kribbeln im Fuß ist weg. Gott sei Dank. Doch wieder habe ich einen unangenehmen Geschmack im Mund. Ich schlafe sehr unruhig, wache immer wieder auf und finde auch gegen Morgen keinen Schlaf mehr. Die Nasenschleimhäute werden trocken. Ich muss sie regelmäßig eincremen.

27.12.16

Endlich ist wieder einmal ein Skypetelefonat mit Cornelia möglich. Zwischendurch war das im Meer liegende Übertragungskabel gerissen und so hatten wir gar keinen Kontakt. Paula kann inzwischen ein bisschen Französisch und Noi möchte am liebsten in den Monitor schlüpfen. Wie gerne würde ich mit meiner Tochter in aller Ruhe einen Kaffee trinken und mit den Enkeln spielen oder ihnen etwas vorlesen!

4.1.17

Da ich jeden Tag walke, kann ich trotz der Weihnachtsleckereien das Gewicht halten. Ich war allerdings auch sehr zurückhaltend, was die Plätzchen angeht.

5.1.17

Die fünfte Taxol. Der gefühlte Ziegelstein unter dem linken Fuß ist glücklicherweise wieder weg.

6.1.17

Wie immer nach einem Chemotag bin ich voller Energie und Tatendrang und kann eine Menge wegschaffen. Wenn die Wirkung des Cortisols nachlässt, sinkt der Energiepegel ganz schnell wieder.

11.1.17

Ich friere ständig und bin müde. Am Nachmittag besuche ich Natascha, sie hat aufgrund ihrer Bühnenerfahrung Übung im Schminken und eine entsprechende Palette an Hilfsmitteln zu Hause. Sie hatte angeboten, mir zu helfen. Ich habe mich zwar schon immer jeden Tag geschminkt, allerdings nur mit Lidstrich,

Wimperntusche und ein bisschen Lippenstift. Jetzt ist mehr angesagt, denn durch die Chemo sind nicht nur die Kopfhaare verschwunden, sondern auch die Wimpern und die Augenbrauen. Ich sehe aus wie ein Albino. Natascha zeigt mir, wie ich die Brauen nachzeichnen und ihnen dabei die richtige Form geben kann. Sie empfiehlt mir eine Tönung für die Gesichtshaut, damit ich frischer aussehe. Ich will nicht für andere zu diesen Kniffen greifen, mir selbst ist es wichtig, beim Blick in den Spiegel nicht an meine Erkrankung erinnert zu werden. Das Restaurieren von Gesicht und Frisur braucht seine Zeit, vor allem, solange ich noch nicht die Routine habe. Aber das Ergebnis ist es mir wert.

12.1.17

Sechste Taxol. Anschließend treffe ich meine Freundin Roswitha in Langenargen. Die Sonne scheint herrlich. Obwohl es erst Januar ist, liegt fast ein bisschen Frühling in der Luft. Wir machen einen Spaziergang am Ufer. Der Wind frischt auf. Meine Perücke sitzt, alles ist gut. Doch dann, als wir bei der Kirche um die Ecke biegen, reißt mir ein Windstoß die Perücke vom Kopf und treibt sie vor sich her. Ich renne hinterher und es dauert, bis ich sie endlich wieder einfangen kann. Schnell stülpe ich mir die falschen Haare wieder über den Kopf und schaue um mich: Hat irgendjemand das gesehen? Es scheint nicht. Aufatmendes Lachen.

19.1.17

Siebte Taxol. Am Ohr wachsen einige graue Haare nach. Nachts friere ich am Kopf. Ich ziehe die Decke über mich. Eine Mütze möchte ich in der Nacht nicht tragen. Doch tagsüber natürlich geht es nicht mehr ohne. Ich habe mir zwei Mützen selbst gehäkelt, eine schwarze und eine weiße. Draußen trage ich immer die Perücke und bin froh, dass der Haarausfall in die Winterzeit fällt. Doch trotz niederer Temperaturen komme ich vom Walken immer mit nass geschwitztem Kopf unter der Perücke zurück. In solchen Momenten fällt mir ein, dass ich in gesunden Zeiten immer damit gehadert habe, jeden zweiten Tag die Haare waschen zu müssen. Darüber will ich mich nie wieder beklagen. Ich freue mich sehr auf den Tag, wenn ich wieder meine eigenen Haare habe und bin gespannt, wie sie nachwachsen. Bei mancher Frau hat sich die Farbe geändert, sie werden grau. Das wäre schon eine große Veränderung für mich, denn noch halten sich die Silberfäden in Grenzen. Färben oder tönen musste ich meine Haare noch nie. Vielleicht wird es Locken geben.

Das Waschen der Perücke im Waschbecken ist sehr bequem. Ich stülpe sie danach auf den Styroporkopf und kann sie am nächsten Morgen ohne Föhnen wieder aufsetzen. Wichtig ist, das habe ich durch die Videos auf You Tube gelernt, dass ich sie nicht auswringe, sondern nur auf einem Handtuch vorsichtig ausdrücke, andernfalls würde das Netz beschädigt, auf dem die Haare befestigt sind. Ich frage mich, ob das spezielle Waschmittel und die Spülung wirklich nötig sind. Die Flaschen sind so groß, damit könnte ich jahrelang eine Perücke waschen.

20.1.-22.1.
Im Winter finden in Friedrichshafen die Filmtage statt. Hier bieten ausnahmslos junge und meist (noch) unbekannte Filmemacher/innen Kurzfilme und Dokumentationen an, in denen sie gesellschaftlich relevante Themen aufgreifen. Die Filme sind von hoher Qualität. Sie regen die Zuschauer an, nachzudenken und auch zu lachen. Mit Neugier sind wir als eifrige Cineasten immer dabei.

26.1.17
Achte Taxol. Im Ultraschall sind nur noch 0,7 cm Narbengewebe zu erkennen. Hermann ist so gut wie weg! Ich bin überglücklich. Doch das bedeutet nicht, dass die Operation nun hinfällig wäre. Es können immer noch Reste des Tumors in meiner Brust sein.

28.1.17
Es muss am Cortison liegen: Ich werde schnell aggressiv. Schon eine Kleinigkeit bringt mich zu Reaktionen, die ich sonst nicht zeige: Ich werde ungeduldig, grantig, aufbrausend und laut, was mir im Nachhinein unangenehm ist. Zum Glück steckt Peter das weg und macht mir keinen Vorwurf. Er kennt den Grund.

29.1.17
Ich habe Neuropathien in der linken Hand und im linken Fuß.
Meine Onkologin rät, es beim Neurologen abklären zu lassen.
Neuropathien sind für mich ein Schreckgespenst, denn ich habe
bei Peter erlebt, wie unangenehm und störend sie sind und dass sie
auch noch nach Jahren Probleme machen können. Oft hat er mal
heiße, mal kalte Füße oder das Gefühl, auf Sandpapier zu gehen,
manchmal wird sein Gang unsicher oder schwankend. Natürlich
möchte ich das gerne vermeiden. Neuropathien an den Händen
allerdings wäre für mich noch schlimmer, denn alles, was ich liebe,
mache ich mit den Händen: malen und zeichnen, weben, nähen,
stricken, Klavier spielen, schreiben, fotografieren…

31.1.17
Der Neurologe misst zwar eine leichte objektive Beeinträchtigung
der Nervenleitungen, mehr aber nicht. Dieser Befund stimmt mit
meinem subjektiven Gefühl nicht überein. Ich suche einen zweiten Neurologen auf: Auch er hat keinen anderen Befund. Doch er
sagt „Die Messung ist das eine, Ihr Gefühl das andere. Wenn Sie
es so fühlen, dann ist es so."

1.2.17
Die Onkologin hat den Bericht der beiden Neurologen bekommen, wir sprechen darüber. Ängstlich äußere ich meine Bedenken,
dass die Neuropathien stärker werden könnten. Deshalb möchte
ich die Chemotherapie beenden. Ich möchte ihren Rat und hoffe,
dass sie meinen Wunsch bestätigt. Doch sie gibt sich bedeckt, sie
zögert und schweigt. Auch wenn ich mir eine Antwort gewünscht
habe, so kann ich dennoch verstehen, warum sie nicht dazu bereit
ist. Sie orientiert sich an den Leitlinien, die sich auf die aktuellen
Erkenntnisse beziehen, die bei der Behandlung von Brustkrebs gewonnen wurden. Doch in meinem Fall lässt sich nicht sagen, ob
die noch ausstehenden Taxolgaben für den Erfolg der Behandlung
entscheidend sind, die zudem steigend verabreicht die Tendenz
haben, die unangenehme Nebenwirkung zu verstärken. Die Chemotherapie wirkt bei jeder Patientin anders. Leider gibt es auch
Patienten, die Ärzte verklagen, sollte sich eine Entscheidung hin-

terher als falsch herausstellen. Mir ist klar, nur ich selbst kann entscheiden. Doch das vermag ich nur, wenn ich Fakten habe: Welche Folge hätte es, wenn ich die Chemo vorzeitig abbreche, also statt 12 nur 9 Infusionen bekomme? Ich suche im Internet und finde keine überzeugende Antwort.

2.2.17

Die 9. Taxol steht an. Pünktlich erscheine ich in der Tagesklinik, möchte aber, bevor die Infusion gesetzt wird, mit der Ärztin sprechen. Nach diesem Gespräch entscheide ich mich, die Chemo zu beenden. Ich bekomme als neunte Infusion noch eine halbe Dosis und dann ist Schluss. Ich muss die Möglichkeit schwerwiegender Folgen wie bleibende Neuropathien gegen die Möglichkeit abwägen, nicht alles gegen Hermann unternommen zu haben. Die Verantwortung liegt allein bei mir. Ich muss mit der einen wie mit der anderen Konsequenz leben. So hoffe ich darauf, dass die bisherige Chemo ausreichend gewirkt hat und ich mit dem Abbruch keinen Fehler begehe. Eine innere Sicherheit sagt mir, dass es richtig ist.

3.2.17

Im Sanitätshaus hole ich auf Rezept zwei Kompressions-BHs, die ich nach der Operation sechs Wochen Tag und Nacht tragen soll, damit das Implantat an Ort und Stelle bleibt und nicht verrutscht. So soll auch die Heilung begünstigt werden. Diese BHs sind wie Sport-BHs, nur stabiler. Aufgrund ihres Schnittes halten sie die Brust eng umschlungen. Vorne sind sie mit Haken und Ösen zu schließen. Ich frage mich, wie ich diese BHs alleine anziehen soll, wenn mir nach der Operation alles weh tut. Die Verkäuferin rät mir noch zum Kauf eines Stuttgarter Gürtels, das ist ein festes Gummiband, das oberhalb der Brust umgelegt wird mit dem Ziel zu verhindern, dass das Implantat nach oben rutscht.

Zur Erinnerung mache ich Fotos meiner beiden Brüste. Wie mag es nachher aussehen? Solange ich noch davon ausgegangen war, dass die rechte Brust amputiert wird, habe ich vor dem Spiegel immer wieder diese Seite mit der Hand verdeckt und versucht, mir das vorzustellen.

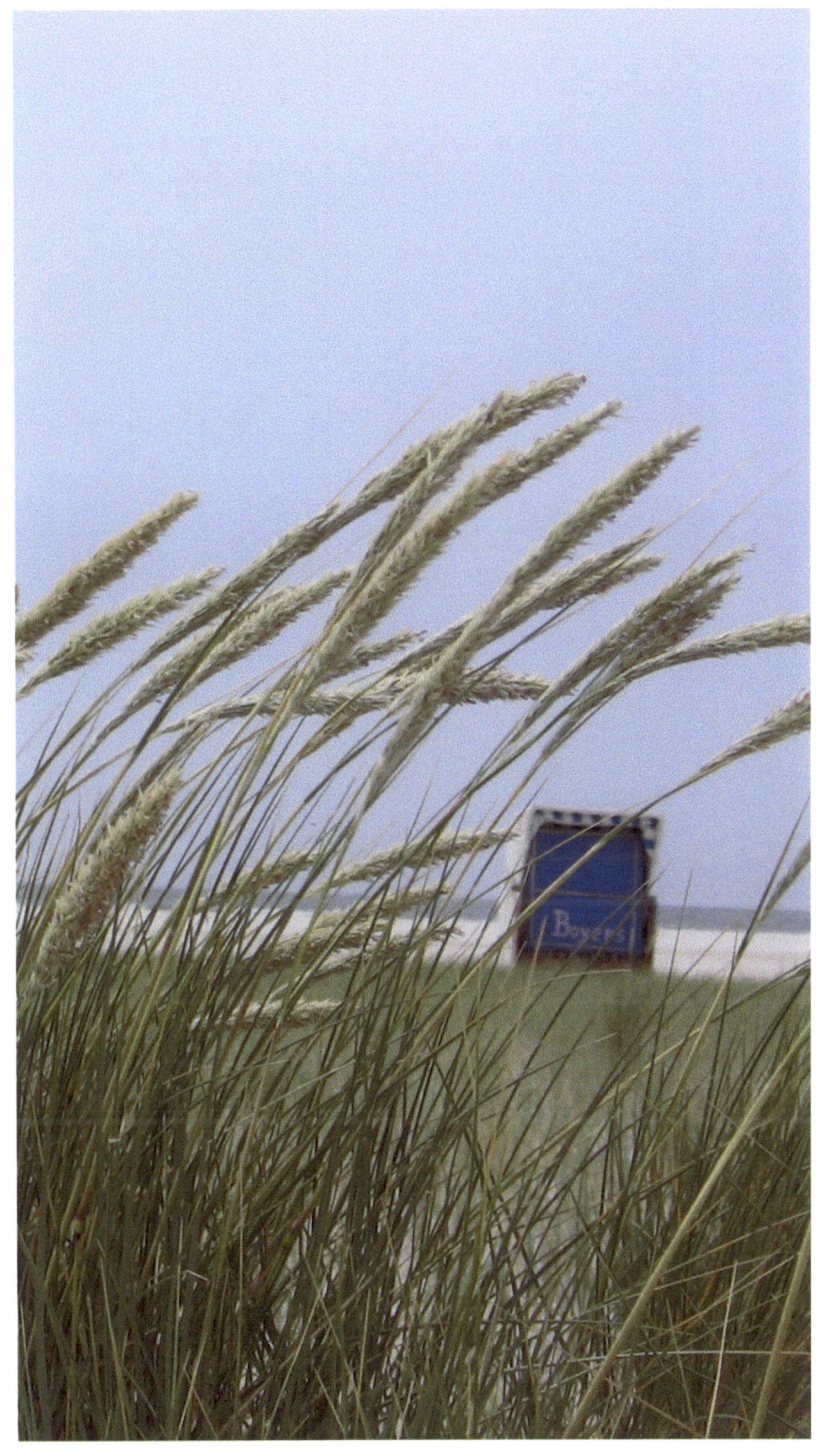

Räumung

3.2.17
Der Operationstermin wird auf den 24.2. festgelegt. Die Füße
fühlen sich immer noch taub an. Ich kann kaum laufen, jeder
Schritt schmerzt. Manchmal bewege ich die Füße auf und ab oder
lasse sie kreisen, um zu prüfen, ob ich sie überhaupt noch steu-
ern kann.

8.2.17
Erster Kontrolltermin bei Dr. B. nach Ende der Chemotherapie.
Sie ist zufrieden. Es alles ist in Ordnung, die Blutwerte sind super.
Sie horcht mich ab, tastet die Lymphbahnen unter den Armen und
macht einen Ultraschall von Nieren, Bauchspeicheldrüse und Le-
ber. In der Falte unter der Brust hat sich ein Pilz entwickelt. Die
Stelle ist rot und juckt. Ich bekomme ein Rezept für eine Salbe.
Auch die Lidränder der Augen sind entzündet. Beides sei eine Fol-
ge des Cortisons.

13.2.
Zu Weihnachten habe ich Peter eine Fahrt mit dem Berninaex-
press geschenkt, einem Zug, der von Chur nach Tirano die Alpen
überquert. Auf der Strecke werden wir, so der Prospekt, durch 55
Tunnels fahren, 196 Brücken und Steigungen von bis zu 70 Pro-
mille überwinden und auf dem höchsten Punkt, beim Ospizio
Bernina auf 2 253 Meter über Meer anhalten. In Chur besteigen
wir den eigens dafür eingesetzten Panoramawagen mit gläsernem
Dach, der eine herrliche Sicht auf die Schneeberge erlaubt. Gerade
im Winter ist die Fahrt ein Erlebnis, denn die Endstation Tirano
liegt in der italienischen Region Lombardei und gegrüßt uns mit
wärmendem Sonnenschein. Dort bekommen wir etwas zu essen
und schon geht's wieder auf den Rückweg.

15.2.
Als ich nach einer Veranstaltung in der Zepplinuniversität wieder nach Hause fahren möchte, streikt mein Auto. Es muss abge-
schleppt werden. Nach der Inspektion in der Werkstatt ist klar, die

Reparatur lohnt sich nicht mehr. Das hat mir jetzt gerade noch gefehlt! Ich brauche einen neuen Wagen. Den möchte ich auf jeden Fall noch vor dem Operationstermin finden und anmelden. Ohne Auto bräuchte ich immer einen Fahrer. Doch Selbständigkeit ist mit sehr wichtig. Die Suche beginnt, zuerst im näheren Umkreis, dann im Internet.

17.2.17
Der Operationstermin wird auf den 7.März verschoben. Dr. A. ist der Meinung, dass eine längere Pause nach der Chemotherapie meinem Körper gut tun würde und ich dann die Operation besser verkraften könnte.

22.2.17
Auf meinem Kopf zeigt sich ein erster Flaum. Was nachwächst, ist graumeliert.

24.2.17
In den letzten Tagen haben wir etliche Autos besichtigt, bei jedem jedoch gab es Mängel oder das unsichere Gefühl, einem möglichen Fehlkauf aufzusitzen. Doch dann werde ich auf ein Angebot im Internet aufmerksam, das überzeugend scheint. Durch dichtes Schneegestöber machen wir uns auf den Weg. Die 120 Kilometer zum Anbieter, einem inhabergeführten Autohaus, haben sich gelohnt. Wir werden uns einig und ich kann den Wagen am 1. März abholen.

5.3.17
So schnell wie der Schnee gekommen war, ist er auch schon wieder weg. Ich nutze die milderen Temperaturen, das Blumenbeet von Efeu zu befreien, damit die schon durch die Erde lugenden Schneeglöckchen und Primeln zu sehen sind. Ein Hauch von Frühling!

3.3. 17
Im Vorgespräch erläutert Dr. A. anhand einer Zeichnung drei mögliche Schnittführungen für Amputation und Wiederaufbau.

Er nennt die Risiken, die Vor- und Nachteile jeder Variante. Er geht mit mir in aller Ruhe das umfangreiche Merkblatt durch, bespricht mögliche Komplikationen nach der Operation und stellt mir Fragen zu meinem aktuellen Gesundheitszustand. Anschließend muss ich das Formular unterschreiben. Obwohl es die Möglichkeit gäbe, den Schnitt in die Brustfalte zu legen und damit ihn nicht sichtbar zu machen, entscheide ich mich dagegen. Denn diese Operation würde länger dauern und den Körper mehr belasten. Nachdem ich mich schon mit einer Amputation abgefunden hatte, schreckt mich die Aussicht, eine Narbe auf der Brust zu haben, nicht. Sie ist die sicherste Art, Hermann zu beseitigen, denn aufgrund der Schnittführung ließen sich die Reste von Hermann gut entfernen. Ich bin zuversichtlich.

Zum Abschluss des Gesprächs bittet er mich, den Oberkörper frei zu machen. Er möchte mich fotografieren und klebt dafür oberhalb der rechten Brust ein Etikett mit einer Ziffer. „So habe ich einen Vergleich, damit wir beim Brustaufbau dem Original möglichst nahe kommen.", erklärt er mir. „Natürlich ist nur Ihre Brust und nicht auch Ihr Gesicht auf dem Bild.", fügt er lächelnd hinzu.

5.3.17
Ich habe ein mulmiges Gefühl. Wird alles gut gehen? Soviel kann passieren bei einer Operation! Und auch danach. Die Vorstellung einer Kapselfibrose und eines möglichen zweiten Eingriffs liegt mir im Magen.

Um mich abzulenken, gehen wir morgens zuerst zum Earthquake, einer Matinee mit jungen, aber doch schon preisgekrönten Pianisten. Mich faszinieren die virtuosen Darbietungen dieser Künstler jedes Mal von neuem. Sie sind meist nicht älter als 20 Jahre alt, oft sogar jünger. Schon als Kinder haben sie Unterricht bekommen, wurden gefördert von Eltern und Lehrern. Ich habe mit 50 erst angefangen, mir das Klavierspielen selbst beizubringen, und so beneide ich sie sehr um ihr Können. Heute erleben wir den begeisternden Doppelauftritt von Yoyo Christen und Alexander Wagner. Das Publikum will die beiden nach der Aufführung nicht gehen lassen und fordert mit heftigem Beifall Zugabe um Zugabe. In einem der Cafés an der Promenade verwöhnen wir uns mit Apfelstrudel und heißem Kakao. Und abends geht's noch mal zum Volleyball. Das Spiel gegen Berlin ist ein wahrer Krimi, den Friedrichshafen mit 3:2 gewinnt. Beide Mannschaften liefern sich seit Jahren Kämpfe um den ersten Tabellenplatz.

7.3.17

Ich habe einigermaßen geschlafen. Aber jetzt vor der Abfahrt wird die Unruhe größer. Schon vor sieben Uhr muss ich im Klinikum sein, Peter fährt mich hin. Ich beziehe mein Zimmer und richte mich ein. Zum Glück kann ich wieder eines für mich allein haben wie auch beim letzten Mal. Damit ich nach der Operation wie versprochen gleich meinen Kindern Bescheid sagen kann, melde ich das WLAN an.

Die Operation ist für 8 Uhr 50 angesetzt. Um 8 Uhr bereits soll ich vorbereitet sein mit obligatem Klinikhemd und der Netzhose mit Einlage. Noch auf der Station bekomme ich eine Beruhigungstablette und dann geht's ab mit dem Fahrstuhl auf die Ebene der Operationssäle. Die zuständige Schwester fragt nach meinem Namen und dem Geburtsdatum. Mit ihrer Hilfe wechsle ich vom Bett auf die OP-Liege. Dann weiß ich nichts mehr.

Aufgewacht bin ich um 12.30 Uhr. Ob die Operation so lange gedauert hat? Ich bekomme ein zweites Schmerzmittel und kann so auf dem Zimmer weiterschlafen. In Begleitung einer Schwester darf ich zur Toilette gehen und meinen eigenen Schlafanzug anziehen. Das fühlt sich so gut an!

Dr. A. kommt und begutachtet die Wunde, seinem Gesicht sehe ich an, dass er zufrieden ist. Den Kompressions-BH hat man mir schon im Operationssaal angezogen, er sorgt dafür, dass die operierte Brust sich nicht verschiebt. Darüber bin ich sehr froh, denn so habe ich weniger Angst, mich zu bewegen. Trotzdem bin ich sehr vorsichtig. Den Port hatte er in der gleichen Operation entfernt.

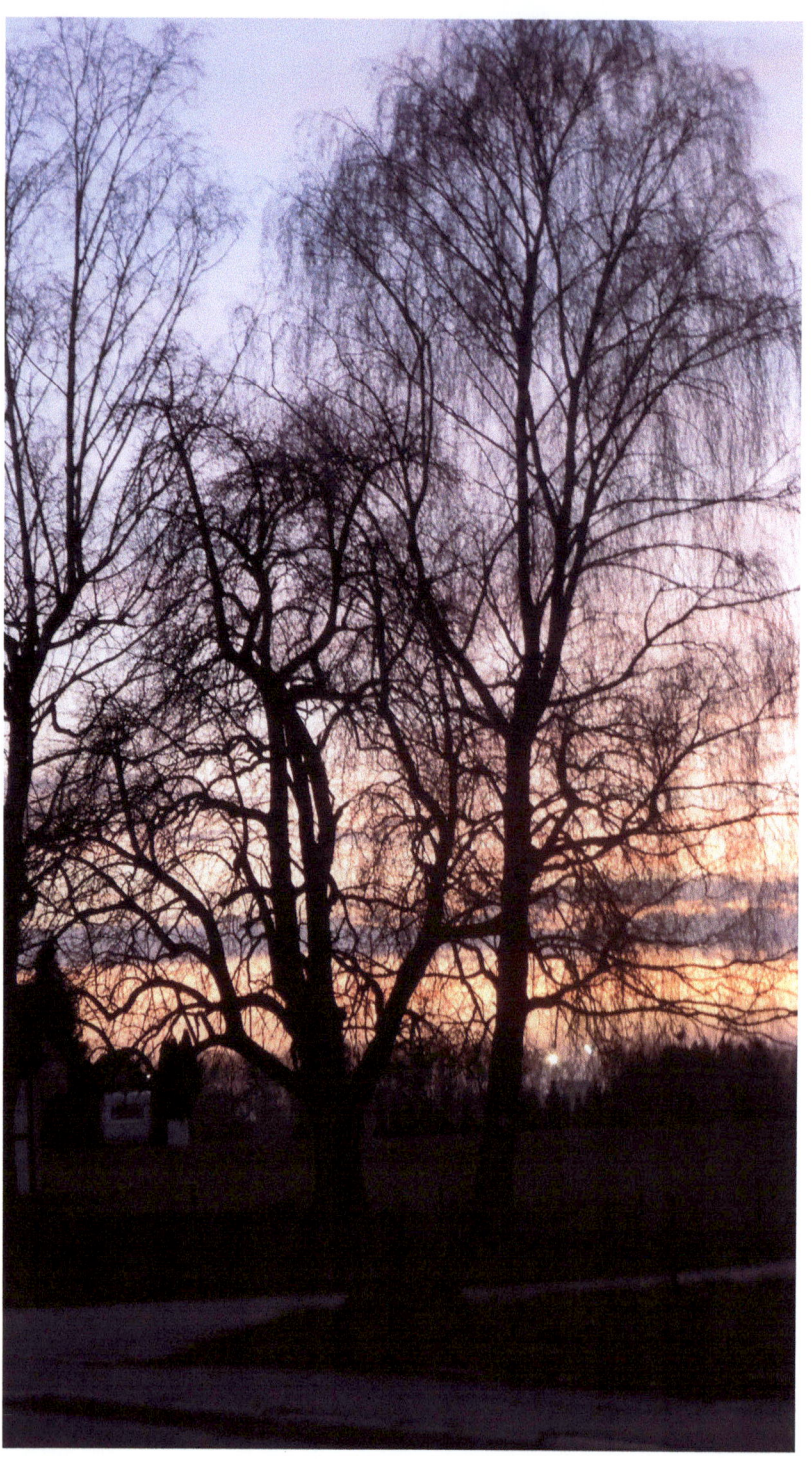

Der große Baum
und seine zwei Stimmen

Du bist der große Baum von einer Schönheit,
die erhaben ist und bleibt,
auch wenn ein Sturm ihn mit Blessuren beugt.

Du bist wie er und nicht allein.
Gar viele stehen nah bei dir und schützen dich.
In Gedanken werden sie immer bei dir sein.

Du hast zwei Stimmen, die in deiner Seele wohnen.
Die Ängstliche warnt dich und bewahrt dich vor Gefahren,
die Zuversichtliche ist der Kapitän, der steuert und vertraut,
indem er auf das Leuchtfeuer schaut.

von Peter für Ursi (vor der Operation)

Peter kommt und bringt mir die externe Tastatur für das Tablet. Die habe ich mir extra noch schicken lassen, um im Krankenbett bequemer schreiben zu können. Auf dem Touchpad des Tablets mag ich nur kurze Nachrichten tippen und keine längeren Texte.

Das Abendessen wird serviert. Ich verzehre zwei Scheiben Brot mit Butter, den Schmelzkäse lasse ich zurückgehen. Die Wurst nimmt Peter für Tigerkatze Miou mit. Ein kleiner Gruß aus dem Krankenhaus sozusagen.

Auf dem Tablet schaue ich Videos, spiele Solitär und lese Nachrichten auf Facebook. Gegen 23 Uhr werde ich müde. Doch Schlafen ist gar nicht so einfach. Ich muss die richtige Liegeposition finden. Will ich mich umdrehen, blockiert der Drainageschlauch, an dessen Ende der Auffangbehälter hängt, denn er ist am Bett befestigt. Jedes Mal wache ich davon auf. Auch die Notbeleuchtung oberhalb der Zimmertür hält mich, wie beim ersten Krankenhausaufenthalt schon, zusätzlich wach. Ich frage die Nachschwester, ob man die Leuchte abdecken kann. Sie öffnet kommentarlos die obere Tür des Einbauschranks, legt sie ganz um und so lässt sich die Lampe verdecken. Eine Wohltat.

8.3.17
Ich kann alleine aufstehen, gehe ins Bad und wasche mir vorsichtig das Jod an Arm und Oberkörper ab. Um mich untenherum zu duschen, hänge ich den Auffangbehälter der Drainage an den Handtuchhalter, der Schlauch ist lang genug, so dass ich mich dennoch bewegen kann. Ich ziehe mir eine bequeme Hose und ein weites T-Shirt an, setze die Perücke auf und ziehe den Lidstrich wie jeden Morgen. Jetzt fühle ich mich normal und nicht krank.

Als ich das Bad verlassen will, geschieht ein Malheur. Ich denke nicht mehr an die Drainage und ziehe im Weggehen den Schlauch heraus. Überall Blut, auf dem Boden, am Waschbecken, an der Duschwand. Großer Schreck. Ich fühle nach, wo der Schlauch abgegangen ist und bin der festen Überzeugung, man müsse ihn jetzt in einer neuen Operation wieder befestigen. Bevor ich die

Schwester rufe, wische ich das Blut mit feuchtem Klopapier auf. Ich schäme mich für meine Schusseligkeit.

Meine Angst war unbegründet: Der Schlauch muss einfach nur in das Verbindungsstück, das im Körper befestigt ist, gesteckt werden. Eine Schwesterhelferin übernimmt das unter Aufsicht. Sie soll es lernen. Doch mit der Zeit wird deutlich, dass der Unterdruck, der Blut und Wundwasser nach außen transportieren soll, nicht gegeben ist. Es fließt nichts. Dr. A. ist noch im Operationssaal. Er kommt später und kümmert sich in aller Seelenruhe und mit Konzentration um das Problem. Mir ist es sehr unangenehm, solche zusätzlichen Arbeiten zu verursachen. Doch meine Entschuldigungen kommentiert er mit den Worten „Das passiert jeder zweiten Frau." Ich bin erleichtert. Der Vorfall erinnert mich daran, den Drainagebehälter wie auch schon damals nach der Operation der Lymphknoten immer in der Umhängetasche zu tragen. Denn oft genug will ich aus dem Bett steigen und etwas holen. Erst im letzten Moment merke ich, dass ich an einem Schlauch hänge. Nur in der Nacht befestige ich den Behälter am Bett.

Viele besuchen mich. Sie bringen Blumen und Pralinen. Ich telefoniere, skype mit den Kindern, um sie auf dem Laufenden zu halten.

9.3.17
Ein Sturm pfeift in der Nacht ums Haus und lässt mich nicht schlafen. Hier oben im dritten Stock ist er besonders gut zu hören. Auch drückt die Drainage und weckt mich bei jedem Umdrehen auf. Bis drei Uhr mache ich kein Auge zu.

Dr. A. kommt zur Visite. Er ist sehr zufrieden und stellt in Aussicht, dass ich früher nach Hause darf und dass ich nicht, wie ursprünglich angekündigt, zwei Wochen bleiben muss. Darüber bin ich froh. Denn obwohl ich bestens versorgt bin und viel habe, um mich zu beschäftigen, ist es zu Hause doch weniger fremdbestimmt und vor allem auch ruhiger. Da in wenigen Tagen die Vernissage der Fotoausstellung ist, bei der auch meine Bilder gezeigt werden, frage ich ihn, ob es möglich ist, für einen Abend das Krankenhaus verlassen zu dürfen, für den Fall, dass er mich doch nicht früher entlassen kann. Er lächelt: „Darüber können wir reden."

Mein Bett lässt sich in alle Richtungen verstellen. Für die Nacht bleibt es flach, doch am Morgen fahre ich das Rückenende hoch, bis es fast senkrecht steht. Die untere Hälfte knicke ich ein, so dass ich beim Sitzen einen guten Halt habe und nicht nach unten rutsche. Für Besucher mag das schon ziemlich komisch aussehen, für mich aber ist es bequem. In dieser Position kann ich lesen, sticken, zeichnen, zum Fenster hinausschauen. Zum Essen setze ich mich an den Tisch, auch das gehört für mich dazu, mich nicht krank zu fühlen.

Peter kommt zu Besuch, wir gehen den Rundweg rund um das Klinikum. Es tut so gut, die frische Luft einzuatmen und den leichten Regen auf der Haut zu spüren. Später rufen Freundinnen an, andere kommen zu Besuch. Es ist immer was los.

10.3.17
Endlich habe ich wieder eine Nacht durchgeschlafen. Der Drainagebehälter ist randvoll, kein gutes Zeichen. Denn ich darf erst gehen, wenn weniger fließt.

Ich rufe Peter an. Er holt mich mit dem Auto ab. Wir fahren nach Meersburg und gehen den Höhenweg. Ganz wohl ist mir nicht, denn eigentlich gehöre ich doch ins Krankenhaus. Nach dem Gang durch die Weinberge, auf dem wir wie immer die Aussicht auf die Berge und den See genießen, kehren wir ein zu Kaffee und Kuchen. „Zum Abendessen muss ich aber wieder in der Klinik sein.", bemerke ich frotzelnd.

Während ich unterwegs war, hatte eine Freundin mich besuchen wollen: Ihr Blumenstrauß, ein Buch und ein handgeschriebener Gruß sind die Zeichen. Meine Nachbarin Gertrud kommt und bleibt bis zum Abendessen. Die diensthabende Schwester will Fieber messen und den Puls fühlen. Beim Hinausgehen meint sie, welch gute Laune ich verbreite und dass sie gerne in dieses Zimmer kommt.

Abends höre ich mir auf dem Tablet eine Diskussion über Feminismus an und stricke dabei. Wieder kann ich acht Stunden schlafen. Ein guter Beitrag zum Gesundwerden.

11.3.17

Auch ein Tag mit vielen Besuchern, mit Mails und Skype-Telefonaten. Ich bin berührt, dass so viele Menschen an mich denken! Am Nachmittag mache ich allein einen Spaziergang in der Frühlingssonne. Ich freue mich, mobil zu sein und fühle, wie meine Kräfte wieder kommen.

Die Drainage wird weniger. Das stärkt meine Hoffnung, doch früher entlassen zu werden.

12.3.17

Es ist Sonntag und deshalb sehr ruhig. Es kommt weniger Personal. Auch mein Arzt hat sein freies Wochenende. Stattdessen schauen gleich zwei Vertretungen nach mir, eine am Vormittag, eine am Nachmittag. Beide sind interessiert, den Wiederaufbau der Brust und den Schnitt zu sehen und staunen über das Ergebnis. Wieder viel Besuch und wieder ein Spaziergang. Dieses Mal schaffe ich meine üblichen vier Kilometer. Die Sonne scheint herrlich warm. Ein Genuss! Mit der Hand stabilisiere ich die operierte Seite, denn der Halt des Kompressions-BHs reicht nicht aus. Erschütterungen mag ich gar nicht ertragen.

13.3.17

Dr. A. stellt meine Entlassung am nächsten oder übernächsten Tag in Aussicht. Er nimmt sich wie immer Zeit, bleibt nicht am Fußende des Bettes stehen, sondern setzt sich an den Tisch. Er signalisiert mir so, dass er sich Zeit nimmt für ein Gespräch. Die Ergebnisse aus der Pathologie liegen noch nicht vor. Auch muss die nachfolgende Bestrahlung im Tumorboard neu besprochen werden. Er entfernt das Pflaster, begutachtet die Wunde. Sie heilt gut. Die Drainage ist weniger geworden, 90 ml nach drei Tagen und zwei Nächten.

Es ist so gut, dass es hier WLAN gibt und ich mit allen Freunden Kontakt haben und mich mit ihnen verbunden fühlen kann.

14.3.17

Obwohl Dr. A. seine Visite für den Vormittag angekündigt hat, kommt er nicht. Ich warte und stricke, spiele Scrabble auf dem Tablet und chatte mit den Kindern. Die Stationsschwester informiert mich, dass mein Arzt für den ganzen Tag im Operationssaal eingeteilt ist und nicht weiß, wann er dort nicht mehr gebraucht wird.

Ein letztes Mittagessen auf der Station. Weil die Verpflegung immer so gut war, möchte ich der Küche eine Rückmeldung geben. Ich schreibe eine kleine Nachricht, lege sie auf das Tablett und hoffe, sie möge die richtigen Personen erreichen:

„Wenn ich nach meinem Aufenthalt hier in der Klinik an Gewicht zugenommen habe, dann liegt das ganz und gar daran, dass mir Ihr Essen so gut geschmeckt hat. Vielen Dank und herzliche Grüße Ursula Kraemer Station...“

Um 14 Uhr kommt Dr. A. endlich. Er schaut sich die Brust an und nickt. Sein „Atmen Sie mal tief!“ kenne ich bereits und weiß, dass gleich der Drainageschlauch gezogen ist. „Sie können jetzt gehen!“ sagt er und gibt mir einen Termin zur Kontrolle mit.

Meine Sachen sind schnell gepackt, Peter kommt, um mich abzuholen. Es ist 16 Uhr. Um 18 Uhr bin ich bei der Vernissage der Fotoausstellung und um 20 Uhr bei der Chorprobe. Kaum jemand weiß, dass ich erst vor wenigen Stunden aus der Klinik entlassen wurde.

16.3.17

Heute punktiert Dr. A. 35 ml, um die Spannung aus der Brust zu nehmen. Er kontrolliert mit Ultraschall den Weg der Nadel, die er unterhalb der Brust einführt. Der Einstich ist unangenehm, ich beiße die Zähne zusammen. Es lenkt mich ab, dass ich ebenfalls am Monitor verfolgen kann, wie er mit der Nadel den dunklen See erreicht, dessen Flüssigkeit er herausziehen wird.

Der Bericht aus der Pathologie ist da und ich bin überrascht. Statt eines lobulären Karzinoms, wie aufgrund der Biopsie angenommen worden war, handelt es sich nun um ein duktales Karzinom. Ich zweifle, ob dieses Ergebnis tatsächlich von meiner Brust kommt. Dr. A. klärt mich auf. Die Stanzen der Biopsie sind so klein, dass sie nicht immer genaue Schlüsse zulassen. Auch ändert sich nun die Klassifikation: Statt eines Tumors T 2 war es einer mit der Bezeichnung T 1 c, da er nur 1,6 cm groß war. Beides sind gute Nachrichten. Denn hätte ich ein lobuläres Karzinom gehabt, hätte ich befürchten müssen, dass dieses auch auf die zweite Brust übergreift und, wie bei Hermann angenommen, auch winzige Ableger macht. Solche sind im Ultraschall oft nicht zu erkennen, sondern nur im MRT. Ich hatte mir schon überlegt, dass ich bei einem lobulären Karzinom regelmäßig ein MRT würde machen lassen wollen, um solche Ableger rechtzeitig zu erkennen. Wenn das auch teuer ist und die Kasse nicht bereit ist, die Kosten dafür zu übernehmen, hätte ich darum gekämpft. So wie damals, als die Krankenversicherung nach der ambulanten Geburt zweier meiner Kinder keine Haushaltshilfe bezahlen wollte. Erst als ich dort vorgerechnet habe, wieviel teurer ein Tag im Krankenhaus für mich und das Baby ist, hatte sie eingewilligt.

Ich google die Prognosen der neuen Ergebnisse aus dem Pathologiebericht und interpretiere sie für mich positiv.

17.3.
Manchmal habe ich, wenn ich mich bewege oder seitlich liege, den Eindruck, als ob sich die operierte Brust zur Seite verschiebt. Das empfinde ich als unangenehm und habe auch die Befürchtung, dass das Implantat vielleicht nicht richtig anwächst. Ich versuche, es mit einem Griff in den BH in die richtige Position zu bringen.

Da ich das in der Öffentlichkeit natürlich nicht tun kann, muss ich mir eine andere Lösung überlegen. Ich stecke mir eine kleine Rolle Mullbinde zwischen die Brüste. Das klappt. Die Binde ist nicht zu spüren und hält dennoch alles am Platz, wie es soll.

Den Stuttgarter Gürtel, zu dem mir die Verkäuferin im Sanitätshaus geraten hatte, brauche ich nicht. Ich möchte ihn zurückbringen, doch das geht leider nicht. Sie sagt, dass keine Ware, die die Geschäftsräume verlassen hat, zurückgenommen wird. Da wäre es besser gewesen, ich hätte ihn mir erst ins Klinikum liefern lassen, wenn feststeht, dass ich ihn auch wirklich brauche.

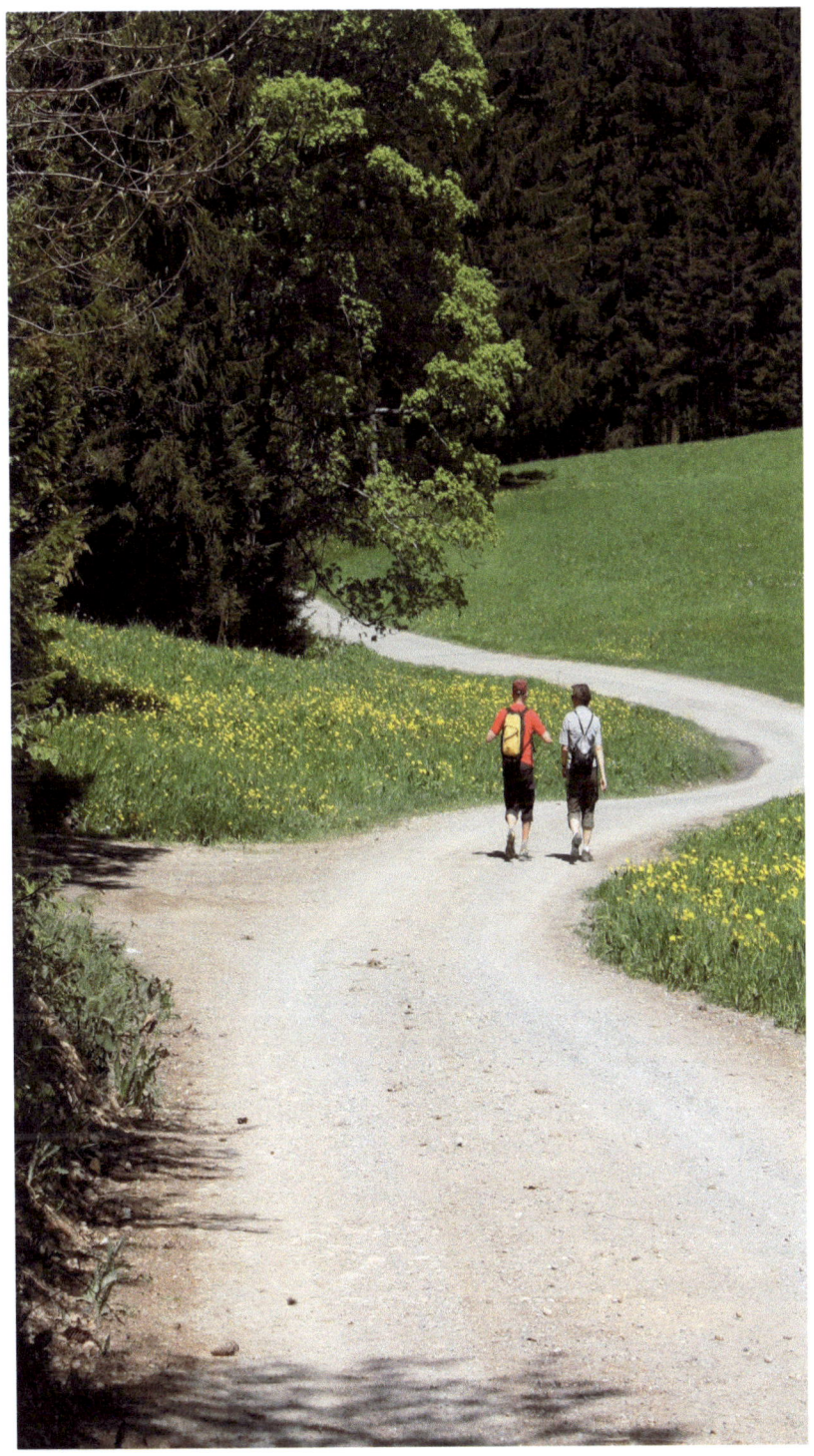

Letzte Breitseite

20.3.17
Bei diesem Kontrolltermin mussten wieder 75 ml punktiert werden. Das tut gut, denn die Brust schmerzte vorher sehr.

Die Strahlentherapie steht an. Das Tumorboard empfiehlt eine Bestrahlung der Brust und der Lymphabflusswege während 28 Tagen. Ich bin unsicher. Soll ich wirklich auch die Brust bestrahlen lassen oder nur die Abflusswege? Wen kann ich fragen? Im Netz zu suchen, hilft mir nicht weiter. Um eine fundierte Aussage zu bekommen, rufe ich beim Krebsinformationsdienst[12] in Heidelberg an. Ich lege die Krankenakten zurecht, schreibe die wichtigsten Daten zusammen, um rasch konkrete Angaben machen zu können, und notiere meine Fragen. Die Dame am Telefon ist sehr freundlich. Ich schildere ihre meine Situation und bitte sie dann, mir bei meiner Entscheidung zu helfen. Sie sagt, dass die Radiologenvereinigung den Empfehlungen der Gynäkologenvereinigung folgt. In meinem Fall gäbe es mit Bestrahlung der Brustwand eine geringe Senkung der Rezidivwahrscheinlichkeit. Bei einer Mastektomie, also einer Amputation, besteht ein Rezidivrisiko von 4% ohne Bestrahlung. Mit Bestrahlung verringert sich dieses Risiko auf 3%.

21.3.17
In der Strahlenklinik verweist die Ärztin darauf, dass der Wächterlymphknoten kapselübergreifend gewesen war, d.h. Tumorzellen könnten sich bereits auf den Weg in den Körper gemacht haben. Deshalb wird zur Bestrahlung geraten. Ich bin beunruhigt und stark verunsichert. Was soll ich tun? Doch die Brust bestrahlen lassen? Zum zweiten Mal rufe ich beim Krebsinformationsdienst an. Die Auskunft dort ist, dass eine Bestrahlung der Brustwand nur dann Sinn macht, wenn die Wahrscheinlichkeit eines Rezidivrisikos um mindestens 10 Prozent gesenkt wird. Doch wer kann das mit Bestimmtheit sagen? Das Wort der Bauchentscheidung fällt. Es liegt wieder einmal bei mir.

22.3.17

Ich habe mir manuelle Therapie verschreiben lassen, um die Missempfindungen in den Füßen wegzubekommen. Ob sie wirkt, ist nicht gewiss, doch ich möchte nichts unversucht lassen.

24.3.17

Die Spannungen in der operierten Brust nehmen wieder zu, ich suche Dr. A. auf, damit er punktiert. „Es ist flüssiges Fettgewebe, das abgebaut wird. Das ist normal.", meint Dr. A. und greift zur Nadel.

In der Strahlenklinik erkläre mich damit einverstanden, den Lymphabfluss zu bestrahlen. Doch den Passus, dass auch die Brustwand in die Bestrahlungen mit einbezogen wird, lasse ich endgültig streichen. Denn ich hatte auch noch Informationen gefunden, nach denen die Bestrahlung der Brustwand nach einer Mastektomie nur dann Sinn macht, wenn es sich um sehr große Tumore gehandelt hat oder mehr als drei Lymphknoten befallen waren. Beides war bei mir nicht der Fall. Die Therapie wird am 6. April 17 beginnen. Insgesamt sind es 28 Bestrahlungen, die täglich, zumindest an den Wochentagen, geplant sind. Die Ärztin klärt mich über mögliche Nebenwirkungen auf und gibt mir ein Merkblatt, wie ich mich während der Behandlungszeit und auch danach verhalten soll. So ist es z.b. während der Bestrahlungszeit nicht erlaubt, zu baden und zu schwimmen, die bestrahlte Haut darf auch nicht der Sonne ausgesetzt werden. Auch ist es nicht erlaubt, die Stelle vor der Behandlung einzucremen. Die häufigsten Folgen der Behandlung sind Hautrötungen des bestrahlten Bereichs und Müdigkeit. Doch bergen die Strahlen auch andere Risiken. So zum Beispiel akute Nebenwirkungen auf Lunge und Knochenmark und chronische für Knochen und Lymphgefäße. Ich unterschreibe und bekomme noch einen Zettel mit den ersten drei Terminen, an denen ich zur Bestrahlung kommen soll.

31.3.17

Damit die Bestrahlung punktgenau durchgeführt werden kann, müssen Markierungen auf meinem Körper angebracht werden.

Ich bekomme eine Überweisung für die Strahlenpraxis in Singen, denn dort ist man für die Planungs-Computertomographie ausgerüstet. Mit bloßem Oberkörper muss ich mich für einige Minuten mit dem Rücken auf eine Liege legen. Der Computertomograph schwebt über mir und erstellt Köperquerschnittbilder, auf denen jede anatomische Einzelheit in ihrer Lage genau zu erkennen ist. Auf dieser Grundlage wird ein individueller Bestrahlungsplan erstellt. Mit einem dicken, schwarzen Filzstift markiert die Assistentin die zu bestrahlende Fläche auf meinem Oberkörper. Diese Striche müssen während der ganzen Bestrahlungsperiode erhalten bleiben. Damit ich trotz dieser Markierungen duschen kann, werden sie mit einer hauchdünnen durchsichtigen Folie beklebt. Sollten sie dennoch verblassen, werden die Assistentinnen in der Strahlenklinik sie erneuern.

2.4.17

Wir beginnen mit der veganen Ernährung. Mal sehen, wie sie sich auf mein Wohlbefinden auswirkt. Auf unserem Speisezettel gibt es nun ganz neue Rezepte: Quinoabuletten, Grüner Krieger, Rote Linsensuppe, Gemüse auf dem Backblech mit Mandelsoße. Es schmeckt alles sehr lecker und macht satt. Zumindest eine Zeit lang werden wir das beibehalten. Zwei Dinge allerdings möchte ich dauerhaft berücksichtigen, denn sie können das Entstehen von Brustkrebs begünstigen.

Ich bin auf Untersuchungen gestoßen, nach denen pasteurisierte Kuhmilch aus industriellen Milchbetrieben krebserregend sein kann. Kühe werden auch gemolken, wenn sie trächtig sind, der Östrogenspiegel der Milch ist in dieser Phase besonders hoch. Milch war bis jetzt immer Bestandteil unserer Ernährung, da es zum Frühstück Müsli gibt und einen Milchkaffee dazu. Um diese Gewohnheit nicht ändern zu müssen, ersetzen wir die Kuhmilch durch Hafermilch. Es braucht wenig, um sich an den neuen Geschmack zu gewöhnen.

Schon länger verzichte ich auf das regelmäßige Glas Wein am Abend, das ich mir in den Jahren intensiver Berufstätigkeit zum

Abschluss eines anstrengenden Tages gegönnt hatte. Doch noch immer trinke ich gerne Wein: Zum Essen oder in geselliger Runde, so wie ich es von zu Hause gewohnt bin und in meinen vielen Aufenthalten in Frankreich erlebt habe. Der Zusammenhang zwischen Wein und Brustkrebs ist nachgewiesen, wie ich kürzlich gelesen habe. Das heißt für mich jetzt nicht, den Wein komplett zu meiden, ihn jedoch noch mehr zu reduzieren.

Dr. A. muss wieder punktieren. Dieses Mal hat sich der See nicht im unteren Teil der Brust gebildet, er ist nach oben gewandert. Der Einstich ist hier sehr unangenehm. Es brennt und ich bin froh, als der Arzt die Nadel wieder herauszieht. Er betrachtet prüfend den Inhalt der Spritze, bevor er ihn in den Papierkorb entleert. „45 ml, das ist immer noch zu viel. Sie werden wohl noch öfter kommen müssen."

4.4.17

Nachdem ich vor einigen Tagen in der Praxis meiner neuen Hausärztin zur Blutabnahme war, steht heute das Auswertungsgespräch mit ihr an. Sie staunt über meinen Allgemeinzustand und ist der Meinung, dass man mir die Krebstherapie der letzten Monate überhaupt nicht ansieht. Lediglich der Vitamin-D-Spiegel sei niedrig. Das mag eine Folge der Chemotherapie sein. Es könne aber auch an der Winterzeit liegen, in der jeder wenig Sonne abbekommt und deshalb auch wenig Vitamin D produzieren kann. Sie verschreibt mir Vitamin-D-Tabletten in einer höheren Dosis.

Der Madagaskarreise steht nach Abschluss der Behandlungen nichts mehr im Wege. Ich bespreche mit Cornelia unseren Besuch und buche die Flüge. Die Vorfreude ist groß, endlich zu sehen, wo und wie sie dort mit ihrer Familie lebt.

6.4.17

Die Bestrahlungsserie beginnt. Ich darf die Termine sagen, in denen ich eigene Verpflichtungen habe, so dass sie, wenn möglich, im Bestrahlungskalender berücksichtigt werden können. Zu Fuß gehe ich zum Klinikum und schaffe damit schon fast mein

Walk-Pensum. Wenn ich mich bemühe, zügig zu gehen, werde ich bald meine frühere Kondition wieder erreichen. Bis dahin ist es noch weit, aber der Gang durch Wald und Wiesen trainiert auf jeden Fall und belebt meine Sinne.

Ich bin sehr gespannt, was mich erwartet und hoffe natürlich darauf, dass meine Haut möglichst keinen Schaden nimmt. Früher waren die Strahlen oft weniger gut dosiert. Im Internet hatte ich die hochrot verbrannten Brüste einiger Patientinnen gesehen. Doch heute dürfte das anders sein.

Die Strahlenklinik ist gut organisiert. Meist werde ich sofort hereingebeten, kaum dass ich mich angemeldet habe. In einer winzigen Kabine lege ich Bluse, BH und Schmuck ab und warte, bis man mich abholt und in den Bestrahlungsraum führt. Dort breite ich mein Handtuch auf der Behandlungsliege aus und lege mich auf den Rücken. Die Arme soll ich in speziellen Halterungen positionieren, die rechts und links über dem Kopf angebracht sind. Jetzt darf ich mich nicht mehr bewegen, denn die beiden Röntgenassistentinnen werden mich nun in die richtige Position unter dem Bestrahlungsgerät ruckeln. Dazu greift jede eine Seite meines Handtuchs. Dann ziehen sie mich Zentimeterweise hin und her. Sie prüfen anhand der Markierungen auf meinem Körper, wo die Strahlen auftreffen werden. Nachdem die Position stimmt, verlassen sie den Raum. Sie schalten den Apparat ein und kontrollieren den Ablauf am Monitor im Nebenraum.

Das riesige Bestrahlungsgerät, einen Meter über mir, schwenkt von rechts nach links, von links nach rechts. Mal bleibt es kurz stehen, mal ändert fährt es eine kürzere Bahn. Ich spüre nichts, höre nichts, es ist unheimlich. Was passiert mit mir? Im Stillen sage ich zu Hermann: „So, jetzt gibt es noch einmal eine Breitseite, dann ist Schluss! Wenn du bis jetzt nicht vollständig gewichen bist, nun ganz bestimmt." Die Prozedur dauert nur wenige Minuten. Ich kann mich anziehen und gehen. Der Zettel mit den neuen Terminen liegt schon in der Kabine.

10.4.17

Noch immer gehe ich zur Lymphdrainage und auch zur manuellen Therapie wegen der Neuropathien in den Füßen. Ich spüre eine Wirkung. In den Füßen kommt das Gefühl zurück. Mein rechter Arm ist schlank wie vorher, keine Spur von einem Lymphödem. Doch genau darin liegt auch das Problem: Da sich der Arm anfühlt wie immer, vergesse ich, ihn zu schonen. Es fällt mir erst auf, wenn ich etwas Schweres getragen habe, meine Handtasche wieder einmal über der rechten Schulter hängt oder Gartenarbeit ohne Handschuhe verrichtet habe.

19.4.17

Meine Onkologin fragt, ob ich eine Anschlussheilbehandlung möchte. So könne ich mich von den Strapazen der letzten Monate erholen und neue Kraft schöpfen. Ich kann mir das allerdings nicht vorstellen, drei Wochen in einer Klinik zuzubringen und mich nur mit dem Gesundwerden zu beschäftigen. Es wäre etwas anderes, wenn ich zu Hause kleine Kinder versorgen müsste, Stress in meinem privaten und beruflichen Umfeld hätte und lernen müsste, auch für mich und nicht nur für andere zu sorgen. Doch ich habe alles, was ich brauche, um mich zu erholen. Eine harmonische Beziehung, ein gemütliches Zuhause, den See vor der Tür, eine Katze zum Schmusen, erfüllende Hobbys. Ich weiß, was meiner Seele gut tut und dass mein Körper den Kontakt zur Natur braucht und gesundes Essen. Für beides kann ich selbst sorgen.

20.4.17

Heute komme ich unverrichteter Weise von der Strahlenklinik zurück: Am Vormittag gab es einen Stromausfall. Die Patienten konnten nicht behandelt werden und müssen neue Termine erhalten. Alles verschiebt sich.

23.4.17

Die Arbeit an meinem neuen Buch „Aufbruch zu neuen Ufern – Gut vorbereitet in den Ruhestand" geht voran und macht Freude. In spätestens zwei Monaten wird es in Druck gehen.

27.4.17

Halbzeit der Bestrahlungen. Ich habe bisher keine Nebenwirkungen gespürt, die Haut ist nicht einmal gerötet. Jeden Abend trage ich behutsam eine gute Aloeveracreme auf die betroffene Stelle. Ich darf duschen, diesen Bereich aber nur sehr vorsichtig mit Wasser benetzen. Trockentupfen ist erlaubt, auf keinen Fall aber soll ich reiben oder rubbeln, um die Haut nicht unnötig zu reizen. Heute schneide ich zum ersten Mal ein paar zu lang gewordene Haarsträhnen ab. Noch wachsen die Haare sehr ungleichmäßig. Aber sie wachsen wieder. Was für eine Freude! Der erste Flaum allerdings ist immer noch grau. Mal sehen, ob das so bleibt.

Noch immer muss punktiert werden. Dieses Mal zieht Dr. A. 100 ml heraus. Er erkundigt sich, wie es mir mit den Bestrahlungen geht, und hat noch Zeit für ein kleines Schwätzchen.

30.4.17

Mein Schrittzähler erfasst nicht nur die Tageskilometer, sondern addiert auch das Monatspensum. Im April bin ich 70 km gewalkt. Die Kondition kommt allmählich wieder. Ich bin stolz.

2.5.17

Kontrolltermin bei der Onkologin. Sie ist sehr zufrieden. Alles ist in Ordnung.

In der Strahlenklinik gibt es eine Neuerung: Während ich früher meinen Namen sagen musste, bevor ich in den Bestrahlungsraum geführt wurde, werde ich heute zur Gesichtserkennung gebeten. Ich halte mein Gesicht in eine Kamera, der Computer erfasst die Daten und schon bin ich gespeichert.

7.5. und 17.5.17

Weitere Punktierungen waren nötig: 60 und 100 ml. Ein erster Friseurbesuch seit mehr als einem halben Jahr! Die hinteren Fransen wachsen in den Nacken, sie müssen weg. Langsam ändert sich die Farbe. Statt grau werden die Haare wieder wie ursprünglich braun.

18.5.17

Endlich kommt der letzte Bestrahlungstag. Meine Haut hat bis zum Schluss alles gut überstanden, nur am Hals zeigt sich jetzt eine kleine Läsur. Sie ist rot und nässt. Dort habe ich wohl nicht sorgfältig genug eingecremt und muss das jetzt nachholen. Doch liegt der große Behandlungsmarathon hinter mir.

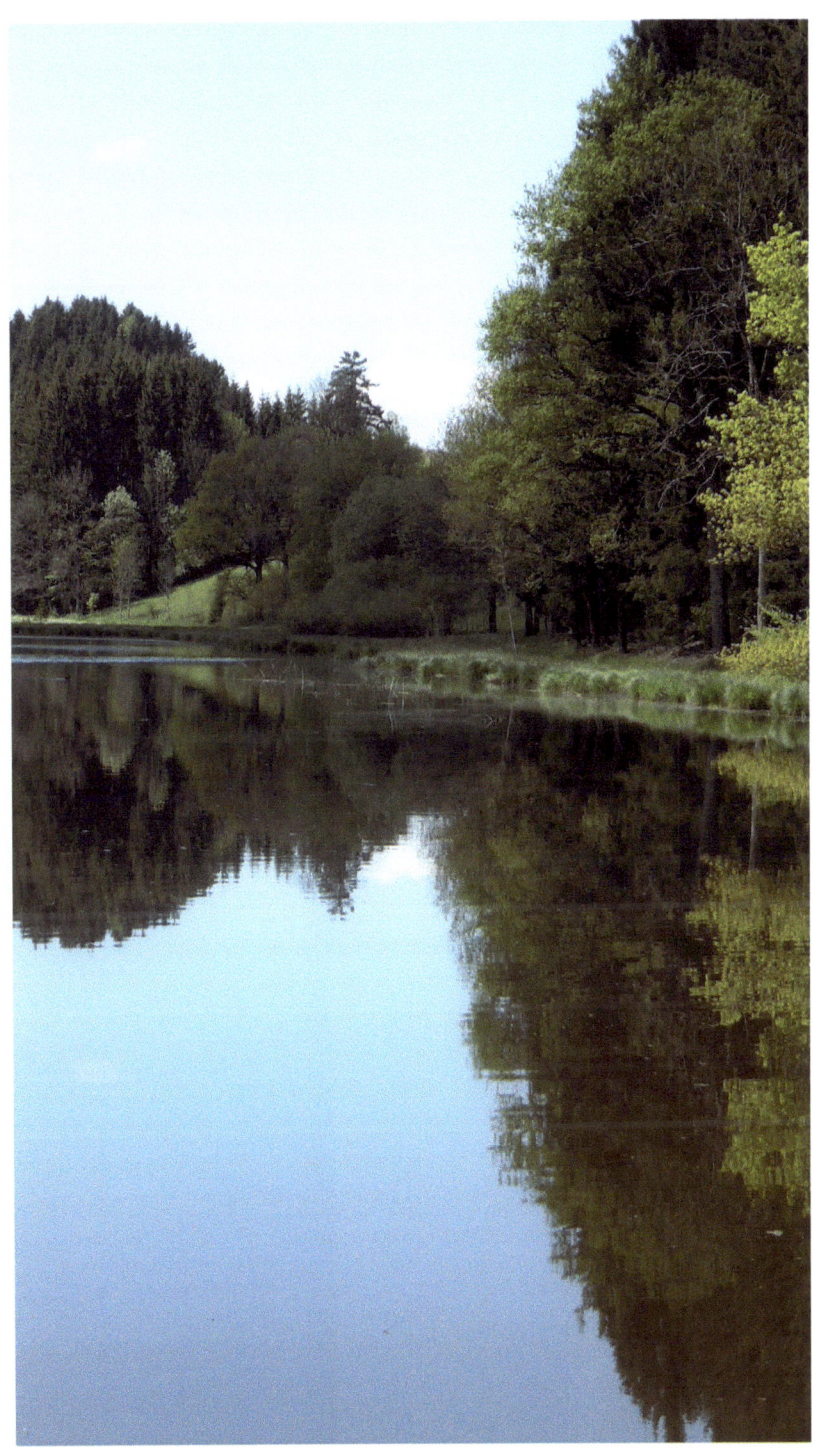

Nahrungsentzug

19.5.17
Was jetzt noch fehlt, ist die Antihormontherapie. Die Onkologin verschreibt mir Tamixofen. Diese Tabletten sollen bestimmte Hormonrezeptoren blockieren, also eventuell noch vorhandene Tumorzellen aushungern. Doch es gibt nichts ohne Nebenwirkungen: Bei Tamixofen sind es vor allem Hitzewallungen, Flüssigkeitsansammlungen im Gewebe und Muskelschmerzen. Ich schlucke die erste Tamixofen-Tablette.

1.6.17
Die ersten leichten Hitzewallungen stellen sich ein. Sie sind aber gut zu ertragen. Es werden 80 ml punktiert.

14.6.17
Letzte Lymphdrainage.

19.6.17
90 ml punktiert.

7.7.17
45 ml punktiert.

2.8.17
Ich stelle mich zur Kontrolle in der Strahlenklinik vor. Die Ärztin ist sehr zufrieden. Wenn es von meiner Seite keinen Bedarf gibt, sind keine weiteren Termine mehr nötig. Sie gibt mir noch den Hinweis mit auf den Weg, dass ich den bestrahlten Bereich auch in Zukunft vor der Sonne schützen soll. Doch eine UV-dichte Kleidung, von der kurzzeitig die Rede war, brauche ich zum Glück nicht.

10.8.17
Bevor ich nach Madagaskar fliege, möchte Dr. A. zur Sicherheit noch einmal punktieren. Es sind wieder 100ml.

7.9.17

Ich gehe zur ersten gynäkologischen Nachsorgeuntersuchung. Die Gebärmutterschleimhaut ist 1 cm dick, aufgebaut durch die Einnahme von Tamixofen. Wenn das so bleibt oder sich gar verstärkt, ist eine Ausschabung nötig.

8.9.17

Am nächsten Tag habe ich einen Kontrolltermin bei meiner Onkologin. Alles ist in Ordnung. Doch sie hat sich offensichtlich schon mit der Gynäkologin besprochen und rät aufgrund des Aufbaus der Gebärmutterschleimhaut zur Umstellung von Tamixofen auf den Aromatasehemmer Letrozol. Dieses Medikament kann Übelkeit und Müdigkeit auslösen, vor allem aber Gelenkschmerzen verursachen. Dr. B. rät mir deshalb, eine Knochendichtemessung vornehmen zu lassen.

21.9.17

Es wird zum letzten Mal punktiert. Dr. A. sagt, dass ich aber immer kommen kann, wenn es Probleme gibt.

1.10.17

Das Letrozol verursacht keinerlei Nebenwirkungen. Darüber bin ich sehr froh und hoffe aber, dass es wie angenommen wirkt.

24.10.17

Unser Tanzlehrer Karl macht mir Komplimente wegen meiner Ultra-Kurzhaarfrisur. „Rattenscharf!" sagt er und meint, ich solle das immer so lassen. Da bin ich mir nicht so sicher, denn ich traure meinen halblangen, glänzenden Haaren nach.

6.11.17

Kontrolltermin bei der Onkologin. Ich gehe mit einem mulmigen Gefühl hin. Warum? Was befürchte ich? Doch Lunge, Nieren, Leber sind ohne Befund.

8.11.17

Die Schleimhaut in der Gebärmutter hat sich spontan zurückgebildet. Entwarnung. Es braucht keine Ausschabung. Ich bin so froh, dass es diesen Eingriff nicht braucht.

9.11.2017

Ab jetzt stehen regelmäßige Kontrolltermine zur Nachsorge an: alle 3 Monate in der Onkologie und auch bei der Frauenärztin. Die Abstände werden nach und nach vergrößert, halbjährlich und jährlich. Für mich ist klar, dass ich diese Termine wahrnehmen werde. Denn sollte Hermann wiederkommen oder sollten sich Metastasen in meinem Körper bilden, würden man sie früh aufspüren und ihnen begegnen können.

Die Aromatasehemmer werde ich zumindest fünf Jahre nehmen.

Brief an eine Unbekannte

10.11.17

Im Tanzclub spricht mich eine Frau an, da sie vermutet, den Grund für meine kurzen Haare zu kennen. Sie interessiert sich für meine Erfahrungen mit der Therapie und bittet mich, für eine Freundin, die im Augenblick das Gleiche durchmacht, einige Zeilen zu schreiben. Ich komme ihrer Bitte gerne nach, weiß ich doch, wie sehr man in dieser Situation nach Information hungert.

Liebe Unbekannte,

Ihre Freundin hatte mich auf meine raspelkurzen Haare angesprochen, weil sie dachte, dass ich die nicht ohne Grund habe. Sie hat mich gebeten, Ihnen aufzuschreiben, was mir bei allen Therapien während der Brustkrebsbehandlung geholfen hat. Vielleicht ist manches davon auch für Sie nützlich.

Im Juli 2016 habe ich einen Knoten in der Brust entdeckt, es folgten nach Mammografie, Ultraschall und Biopsie die Entnahme von 30 Lymphknoten, der „Einbau" des Ports, 13 x Chemotherapie, die Amputation mit sofortigem Wiederaufbau und 28 Bestrahlungen.

- *Ich hatte meinen Tumor Hermann getauft und mir beim Einfließen der Infusionen immer vorgestellt, dass er jetzt die Räumungsklage bekommt, bevor mit der OP die Zwangsräumung folgt.*

- *Ich fragte mich nicht, „Warum gerade ich?". Das hielt ich für müßig. Wir sind heute so vielen Einflüssen aus der Umwelt ausgesetzt, dass es kein Wunder ist, wenn der Körper dies irgendwann nicht mehr abwehren kann.*

- *Aus einschlägigen Foren und bei Youtube habe ich mir Informationen geholt, wie man die Therapie am besten meistern kann. (Die Horrorgeschichten habe ich überlesen!) Da die Mundschleimhaut ein sensibler Teil ist, lutschte ich gefrorene Ananasstücke während der Chemo und kaute Kaugummi. Auch Lutschtabletten (Gelorevoice) habe ich mir besorgt, damit ich weiterhin im Chor singen konnte. Die Stimme hatte gelitten, aber mit Gelorevoice war das weg. Für alles andere, was vielleicht noch kommen würde, hatte ich mir eine Liste an Gegenmitteln erstellt. Salbeilutschbonbons ohne Zucker hatte ich immer in der Handtasche, um den schlechten Geschmack wegzubekommen.*

- *Anfangs war ich vorsichtig mit einer beruflichen und privaten Terminvereinbarung. „Wer weiß, wie es mir dann geht?" Dann aber vereinbarte ich, wozu ich Lust hatte. Absagen könnte ich immer noch, sollte es mir mal nicht so gut gehen.*

- *Ich dachte: Auch wenn ich Krebs habe, bin ich nicht im Gesamten krank. Ein großer Teil, der größte funktioniert noch. Ich schaute immer dahin, was im Augenblick geht, und nicht, was gerade wegfällt. Und es geht viel.*

- *Ich habe zusammengetragen, was ich selbst zu meiner Stabilität und Zuversicht tun kann, und setzte es um: jeden Tag 4 -5 km walken, gesundes Essen (Obst, Gemüse, wenig Kohlehydrate, viel trinken, wenig Stress, ausreichend schlafen, Kurkuma und Kokosöl). Darüber hinaus alles, was Spaß macht und schon vorher zu meinem Leben gehörte: regelmäßig tanzen, singen im Chor, treffen mit Freunden, wandern, Klavier spielen, sitzen am See, schreiben, kreatives Gestalten in vielerlei Form.*

- *Die Perücke lag bald bereit (nach der zweiten Chemogabe wurde das Haar dünner, aber ich habe gewartet mit dem Kahlschlag.) Nach den vier FE-Chemos wurden die Nebenwirkungen wie etwas Herzklopfen, Schwindel mehr. Die Haare waren so ausgedünnt, dass ich auch zu Hause eine Mütze aufsetzen musste. Es war einfach zu kalt am Kopf (Dezember – Februar). Draußen trug ich immer meine Perücke und bekam viele Komplimente für meinen neuen Friseur! Ich wollte auf mitleidige oder neugierige Blicke ebenso verzichten wie auf Getuschel hinter meinem Rücken. Eine Freundin hat mit gezeigt, wie ich fehlende Wimpern und Augenbrauen kaschieren kann.*

- *Bei meinen besten Freunden und in Gruppen, mit denen ich oft zusammen bin, hatte ich offen gesprochen. Die vielen anteilnehmenden Reaktionen haben mir sehr gut getan. Entsprechende Mails habe ich in einem Extraordner für trübe Tage gesammelt.*

- *Die Chemo habe ich sehr gut vertragen, es gab kaum Nebenwirkungen. Ich habe nach der Infusion gleich zwei Stunden geschlafen, anschließend konnte ich essen und an die frische Luft gehen. Die roten Chemobäckchen für einige Tage habe ich überschminkt. Das Herzklopfen hatte mir anzeigt, es etwas langsamer angehen zu lassen.*

- *Ich führte ein „Hermann-Tagebuch" und notierte dort alle Behandlungen, meine Gedanken und auch die Gewichtsschwankungen wegen des Cortisons. Das erinnerte mich gleichzeitig daran, nicht zu oft zu Süßigkeiten zu greifen und stattdessen lieber Obst oder einige Nüsse zu essen. Ich habe schon vor der Therapie versucht, mein Gewicht um 5 Kg zu reduzieren. Es sollte jetzt nicht unbedingt hoch gehen. Wenn ich mich normal ernährt habe (Obst, Gemüse, Vollkorn, ausreichend trinken), war das kein Problem. Nachdem mein Freund vor vier Jahren Darmkrebs mit vorerst inoperablen Lebermetastasen hatte (sie waren dann durch die Chemo um 90 Prozent geschrumpft und konnten operiert werden), haben wir den Speisezettel sowieso umgestellt. Wenn ich mal Fleisch gegessen habe, hatte ich am Abend sofort Heißhunger auf Süßes. Also kannte ich den Hebel, an dem ich ansetzen musste.*

- *Die Kondition versuchte ich mit Walken oder zumindest strammem Spazierengehen zu erhalten. Wenn ich einige Tage aussetzte, merkte ich das sofort. Meine App auf dem Smartphone zeigte, wie ich allmählich langsamer wurde. Doch nach Abschluss der Therapie war das bald wieder aufgeholt.*

- *Ich hatte mir ein Rezept zur Behandlung der Füße beim Physiotherapeuten geben lassen, um den Neuropathien vorzubeugen. Ob es etwas gebracht hat, kann ich nicht sagen. Falsch war es sicher nicht. Zumindest kam das Gefühl in den Füßen wieder. Außerdem bin ich regelmäßig zur Lymphdrainage gegangen. Das tat auch der Seele gut.*

- *Die wöchentliche Gabe von Taxol war durch die niedere Dosierung leichter verträglich, doch die 12 Wochen standen vor mir wie ein Berg. Ich musste mich immer wieder motivieren. Während dieser Infusionen bekam ich Kühlakkus für Hände und Füße, um Neuropathien vorzubeugen. Doch nach dem 9. Mal waren das Kribbeln im linken Fuß und das Ge-*

fühl, auf etwas Hartem zu stehen, trotzdem stärker geworden. Ich habe auf eigenes Risiko, wie die Ärzte in solchen Fällen sagen, die Chemotherapie beendet. Es stellte sich dann heraus, dass die Wirkung der Chemo sowieso nicht so stark war wie erhofft.

- *Da die Fingernägel sich unter Taxol verfärben und ablösen können, habe ich sie regelmäßig mit Öl massiert und Nagelhärter aufgetragen. Ein leicht bläulicher Schatten in der unteren Hälfte der Nägel war zu sehen. An den Fußnägeln nicht. Aber abgelöst hat sich nichts.*

- *Mein Operateur eröffnete mir, dass es eine Methode des sofortigen Brustaufbaus gibt, auch wenn noch Bestrahlungen kommen. Das war natürlich eine tolle Nachricht. Ich hatte mich schon mit einer Amputation ohne späteren Aufbau abgefunden. Die OP ist sehr gut verlaufen und ich bin mit dem Ergebnis mehr als zufrieden.*

- *Die Bestrahlungen waren zu ertragen. Vielmehr nervten der Zeitaufwand und die Termine. Ich habe jeden Abend auf das Bestrahlungsfeld Aloe Vera sanft aufgetragen. Es gab keine Hautreizung. Lediglich wenige Tage nach Abschluss der Therapie an einer Stelle am Hals – genau dort hatte ich nicht gecremt.*

- *Ich wollte immer genau wissen, was ein Therapieschritt bedeutet, wie er wirkt, warum ich das vorgeschlagen bekomme. Wenn ich mich nicht entscheiden konnte, habe ich den Krebsinformationsdienst in Heidelberg angerufen und bekam dort gute Unterstützung.*

- *Einmal, ganz zu Anfang, bin ich in ein Loch gefallen und habe mich gefragt, was ist, wenn alle Therapie nicht hilft? Da habe ich in mein Hermann-Tagebuch alles aufgeschrieben, was dafür spricht, dass ich aus der Sache „heil" herauskomme. Die Größe des Tumors, das Grading, den Wachstumsfaktor, Therapiemöglichkeiten, meine Lebensweise und Einstellung... Am meisten aufgebaut haben mich der Satz des behandelnden Arztes "Sie werden an diesem Krebs nicht sterben" und der Satz meiner Onkologin "Du hast die besten Prognosen." So konnte ich es immer nachlesen, sollte mich mal wieder eine trübe Stimmung erfassen. Gebraucht habe ich die Liste aber nicht mehr.*

- *Heute gehe ich davon aus, dass Hermann endgültig weg ist. Vielleicht wird mir irgendwann das Gegenteil bewiesen. Doch auch dann ist das nicht das Ende der Fahnenstange. Bis dahin lasse ich mir die Laune und die Lebenslust nicht verdrießen. Ich könnte mit Angst und Trübsal auch nichts verhindern. Im Gegenteil.*

- *Seit zwei Wochen nehme ich Tamoxifen, bisher spüre ich keine Nebenwirkungen. Vielleicht kommt da auch nicht viel. Die Wechseljahre habe ich hinter mir.*

- *Nach Abschluss der Bestrahlungen habe ich ein Blutbild machen und testen lassen, wie es mit dem Vitaminstatus aussieht. Alles bestens, außer einem leichten Vitamin-D-Mangel. Aber das ist nach den Wintermonaten auch normal.*

Ich wünsche Ihnen alles Gute. Liebe Grüße
Ursula

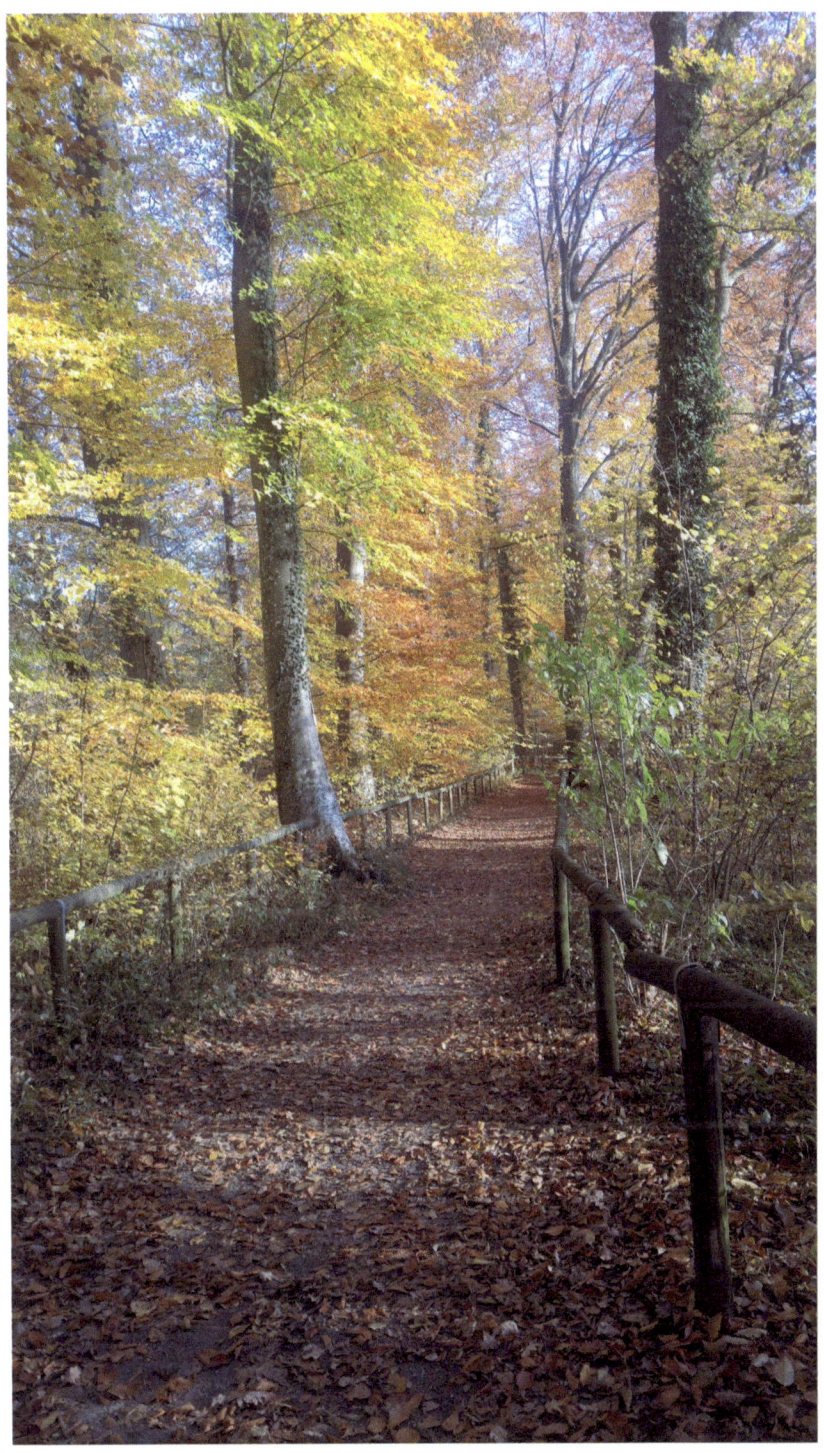

Haar um Haar

Immer wieder habe ich vergeblich im Internet nach Bildern gesucht, die zeigen, wie lange es dauert, bis die Haare nach der Chemotherapie wieder nachgewachsen sind. Hier, liebe Leserin, meine eigene Fotogalerie, falls dich das auch interessiert.

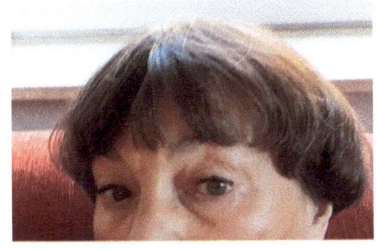

13. Oktober 2016
Schon etwas schütter,
aber immer noch sind es
meine eigenen Haare.

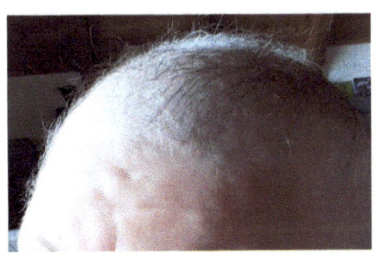

Februar 2017
Es beginnt zu wachsen:
ein grauer Flaum

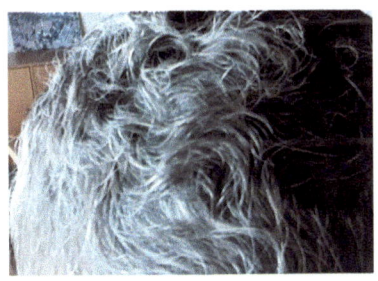

Juni 2017
Jetzt wieder ohne
Perücke

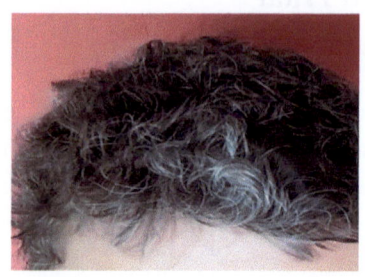

August 2017
die Haare werden wieder
dunkler

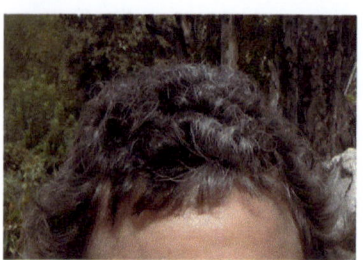

Oktober 2017
es lockt sich mehr und
mehr

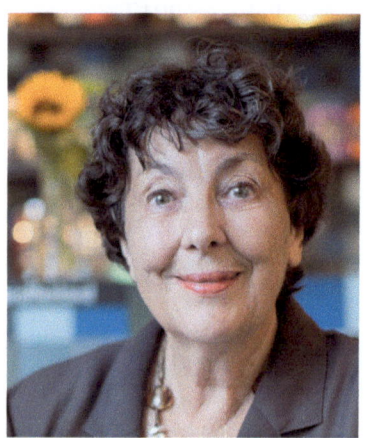

Juni 2018
Die Locken bleiben

.Selbsthilfe – eine Zusammenstellung

Für die Mundschleimhäute:
- Salbeibonbons lutschen
- Geeiste Ananasstücke (man kann auch geeiste Apfelstücke oder Melone nehmen), sie verengen die Poren der Mundschleimhaut
- Eiswürfel lutschen
- Kaugummi während der Chemo, um den Speichelfluss anzuregen
- Mit Salbeitee spülen
- Weiche Zahnbürste
- Apfelmus oder geriebener Apfel

Während der Taxolinfusion **Kühlakkus für Hände und Füße,** das kann Neuropathien verhindern.

Zum Schutz der Fingernägel:
- Nagelhärter
- Nagelöl

Ernährung:
- Nüsse
- Kokosöl, Kokosflocken, Kokosraspel
- Viel Trinken, vor allem Wasser und Tee
- Viel Gemüse, Salat und Obst
- Wenig bis kein Fleisch
- Selten Wein
- Hafermilch statt Kuhmilch (wegen des Östrogengehalts)

Zusätzlich
- Vitamin D nach Kontrolle des Vitaminstatus

Außerdem:
- Bewegung an frischer Luft, auch wenn es langsam geht, dran bleiben
- Sich mit schönen Dingen beschäftigen

- Den Alltag möglichst beibehalten
- Mental stärken
- Menschen treffen
- Lachen
- Alles tun, was Spaß macht
- Sich Zeit nehmen und auch mal langsam tun

Drei Jahre später

Die Diagnose liegt nun schon drei Jahre zurück. Manchmal ist mir so, als ob alles nicht mich, sondern eine andere Frau betroffen hätte: Die Therapien, die damit verbundenen Schmerzen und Nebenwirkungen, die ausgefallenen Haare.

Alle Nachsorgeuntersuchungen brachten glücklicherweise keine neuen Überraschungen. Hermann kam nicht zurück. Noch immer nehme ich wie empfohlen regelmäßig den Aromatasehemmer Letrozol und verspüre keine Nebenwirkungen. Eine neuerliche Knochendichtemessung steht an. Bei der letzten war ich knapp im grünen Bereich. Zur Stärkung der Knochen habe ich Calcium phosophoricum, die Nr. 2 der Schüsslersalze, eingenommen. Ob das geholfen hat, wird die nächste Messung zeigen. Geschadet hat es mir sicher nicht.

Trotz aller Zuversicht flackerte einmal doch ein Zweifel in mir auf: Ob es wirklich so gut bleiben wird? Denn als ich mein Online-Business startete, schoss mir die Frage durch den Kopf: „Wie lange wirst du das machen können?" Doch dann wurde mir klar, dass niemand, ganz gleich in welchem Alter oder mit welchem Gesundheitszustand dies mit Gewissheit sagen kann. Niemand kann vorhersagen, was morgen ist. Das ist für mich Grund genug und die treibende Kraft, jedes Projekt, zu dem ich Lust habe, in Angriff zu nehmen und davon auszugehen, dass ich es auch zu Ende führen kann.

Leben ist für mich, Pläne und Ziele zu haben und Dinge in die Welt zu bringen, die nicht nur mir Freude machen, sondern die auch für andere eine Bereicherung sind.

Der leichte Weg zu Gesundheit - die Lebensfreude entdecken.
Volker Murawski

Bereits die Einstellung, sich weniger Sorgen zu machen, kann für mehr
Freude im Leben sorgen.
Ernst Fer

Gedanken fördern die Heilung

Die Schulmedizin spielt eine herausragende Rolle, wenn es gilt, schwerwiegende Krankheiten zu bekämpfen. Es wäre falsch, auf ihre Möglichkeiten zu verzichten. Doch wir selbst können einen wichtigen Beitrag dazu leisten, dass die Therapie anschlägt.

Die Psychoneuroimmunologie untersucht die Zusammenhänge zwischen Körper und Psyche. Auch wenn sie noch eine sehr junge Wissenschaft ist, eines lässt sich heute schon sagen: Gedanken und Stimmungen wirken auf den Körper ein. Eine optimistische Haltung beeinflusst die Stimmung, die Physiologie und verstärkt die Wirksamkeit medizinischer Behandlung.

Finde dein eigenes Bild, um dir vorzustellen, wie Medikamente und Behandlungen in deinem Körper wirken! Für mich war es der Gedanke, wie Chemotherapie und Bestrahlung Hermann aus seinem Quartier vertreiben.

Nutze alles, was du zu deinem Gesundwerden beitragen kannst: Ernähre dich gesund, bewege dich, umgib dich mit Menschen, die dich aufbauen. Verwöhne dich, um die schwere Zeit zu überstehen. Gönne dir eine Massage oder Lymphdrainage, einen schönen Kinofilm, den Schwatz mit der Freundin.

Nutze Affirmationen, sie machen dich zuversichtlich. Affirmationen sind kurze Sätze, die positive Bilder in deinem Bewusstsein aktivieren, dein Vertrauen stärken und so den Heilungsprozess unterstützen. „Ich vertraue auf meine Selbstheilungskräfte." „Meine Zellen sind gesund und kraftvoll." Tanze! Such dir deine Lieblingsmusik oder nimm das Video: „Jede Zelle meines Körpers ist glücklich". Kennst du es? Du findest bei You Tube. Einfach den Titel eingeben. Und los geht's.

Führe ein Dankbarkeitstagsbuch! Es wird dir helfen, die schönen Augenblicke in deinem Umfeld wahrzunehmen. Denn sobald du dir vornimmst, täglich drei Dinge aufzuschreiben, für die du dankbar bist, bemühst du dich automatisch, sie zu sehen. Ich bin sicher, es gibt sie. Trotz aller Ängste und Unsicherheiten. Mach die Augen auf, öffne deine Sinne! Dann siehst du den Vogel auf dem Fensterbrett, bemerkst das Lächeln der Krankenschwester, freust dich über die Musik im Radio. Für mich war es das Fell meiner Katze, der Blick über den See und die Blumen im Garten.

Definiere dich nicht über den Krebs! Du bist immer noch eine Frau, die an vielen Dingen im Leben teilhaben kann. Der Krebs sitzt nur in einem Teil deines Körpers, der größere Teil tut seinen Dienst. In dem Augenblick, in dem du deinen normalen Alltag leben kannst, tritt der Gedanke an die Erkrankung zurück.

Hol dir Hilfe! Wenn die alltäglichen Arbeiten im Augenblick deine Kräfte übersteigen, bitte andere, dich zu unterstützen. Deine Hauptaufgabe jetzt ist es, gesund zu werden, darauf solltest du dich konzentrieren.

Vertraue deinem Körper! Auf diese Weise aktivierst du deine Selbstheilungskräfte, die Kraftquellen deiner Seele, aus denen du schöpfen kannst. Sie stärken deinen inneren Arzt und unterstützen gleichzeitig die Therapien der Schulmedizin.

Alles Gute.

Anhang

Antihormontherapie

Brustkrebs ist oft hormonrezeptorpositiv: Die (Anti-)Hormontherapie ist neben Operation, Chemotherapie und Bestrahlung eine wichtige Behandlung bei Brustkrebs. Sie soll die Bildung oder Wirkung von Östrogenen blockieren. Das Wachstum hormonempfindlicher Tumorzellen wird so verhindert.

Tamoxifen kann das Tumorwachstum bei Brustkrebs hemmen, weil es als Antiöstrogen wirkt: Der Wirkstoff bindet sich wie das weibliche Geschlechtshormon an den Östrogenrezeptor und blokkiert ihn. Dadurch kann Östrogen nicht mehr ankoppeln und wirken. Im Gegensatz zu Östrogen stimuliert Tamoxifen jedoch nicht die Zellteilung des Tumors – er kann also nicht mehr wachsen.

Bei der begleitenden Therapie hormonempfindlicher Tumoren Brustkrebs nach den Wechseljahren kommen zunehmend **Aromatasehemmer** (Letrozol, Anastrozol oder Exemestan) zum Einsatz. Der Grund dafür sind Ergebnisse zahlreicher Untersuchungen, die die Vorteile der Aromatasehemmer belegen. Aromatasehemmer sind gut verträglich, doch können wechseljahrsähnliche Symptome auftreten, die in der Regel jedoch gut zu beherrschen sind. Im Gegensatz zu Tamoxifen sind sie kein Antiöstrogen und zählen zur Antihomontherapie.

Es wird die Einnahme von Antihormonmedikamenten für fünf bis zehn Jahre empfohlen.

Abkürzungen

Als ich das Protokoll des Tumorboards sah, verstand ich die Abkürzungen nicht, mit der Hermann beschrieben wurde. Die folgenden Erläuterungen habe ich im Netz gefunden. Bitte besprich deine Diagnose mit dem behandelnden Arzt, meine Angaben sind nur Anhaltspunkte.

Das **invasive lobuläre Mammakarzinom** ist ein bösartiger Tumor, der von den Epithelzellen der Drüsenläppchen (Lobuli) der Brustdrüse ausgeht und in umliegendes Gewebe eindringt. Invasiv lobuläre Karzinome bilden mit 10-15% aller Mammakarzinome den zweithäufigsten und sind häufig multizentrisch.

Das **invasive duktale Karzinom** wird für alle bösartigen Tumoren verwendet, die sich in den Milchgängen (duktal) der Brustdrüse gebildet haben und in umliegendes Gewebe eingebrochen sind (invasiv) oder die nicht eindeutig einem anderen Tumortyp zugeordnet werden. (Wikipedia)

Die wichtigsten Abkürzungen sind in der nachfolgenden Tabelle zusammengefasst:

	Grading = Größe des Tumors
G 1	hoch differenziert (also den „gesunden" Zellen noch relativ ähnlich und wenig aggressiv im Wachstum, somit „gering bösartig")
G 2	mäßig differenziert
G 3	niedrig differenziert (also völlig entartet und stark wuchernd)
M0	keine Metastasen in Wirbelsäule, Becken, Rippen, Oberschenkel und Schädel - sowie Lunge, Leber, Haut, entfernte Lymphknoten, Eierstöcke und Gehirn.
N0	keine Lymphknoten befallen

N1	ein oder mehrere Lymphknoten sind in der Achselhöhle befallen
L0	keine Ausbreitung von Krebszellen in den Lymphbahnen
V0	keine Krebszellen im Blut, nicht nachweisbar
R0	Resektion = vollständige Entfernung des Tumors bis ins gesunde Gewebe
ER/PR	Hormonempfindlichkeit des Tumors
ER	für Östrogenrezeptor
PR	Progesteronrezeptor
K1-67	Dieser Faktor lässt Rückschlüsse auf das Wachstumsverhalten von Krebszellen zu und kann als Ergänzung zum Grading gesehen werden.

Anmerkungen

1	**www.krebs-kompass.de** und hier vor allem der „Mutmachthread"
2	**Julia Cameron** Der Weg des Künstlers. Ein spiritueller Pfad zur Aktivierung unserer Kreativität, Droemer Knaur Verlag 2000
3	**Knochenszintigramm** Das Skelettszintigrafie ist eine nuklearmedizinische Untersuchung, mit deren Hilfe der Arzt erkennen kann, ob in den Knochen eine Entzündung oder ein Tumor vorliegt. In der Krebsdiagnose setzt man diese Methode ein, um herausfinden, ob sich bereits Metastasen in den Knochen gebildet haben. Erkrankungen können so sehr viel besser und vor allem früher erkannt werden als dies mit einer Röntgenaufnahme möglich ist.
4	**Servan Schreiber** Das Antikrebsbuch, Goldmann Verlag 2012
5	**Rezidiv** Unter einem Rezidiv versteht man allgemein das erneute Auftreten oder Fort- schreiten einer Erkrankung nach deren kompletter oder teilweisen Abheilung. Einfach gesagt: Das Rezidiv ist ein Rückfall. Auf eine Krebserkrankung bezogen bedeutet dies, dass nach erfolgreicher Therapie und Zerstörung bzw. Zurückdrängung des Tumors erneut Tumorgewebe auftritt.
6	**Kapselfibrose** Es bildet sich um das Implantat eine Bindegewebsschicht; der Körper möchte das Implantat vom Rest des Körpers „abkapseln". Wird diese Schicht fester und unelastischer, kann es zu Schmerzen kommen und das Implantat muss entfernt werden.
7	**Soroptimist International** Ziel der Organisation ist es, den Einfluss von Frauen auf soziale, wirtschaftliche und politische Bereiche, auch durch bessere Bildung, zu stärken. Weltweit gibt es in 123 Ländern

	über 3.000 Clubs mit 93.000 Mitgliedern. Soroptimist International ist in verschiedenen Unterorganisationen der Vereinten Nationen und ist dort mit ständigen Repräsentantinnen vertreten.
8	**Serom** Serome können nach einer Operation (der Lymphknoten oder der Brust) entstehen. In ihnen sammelt sich klar bis trüb-seröse Flüssigkeit. Sie verursachen Druckschmerzen, wenn sie zu stark anschwellen. In diesem Fall wird die Flüssigkeit punktiert. Neben den Druckschmerzen kann ein Serom auch zu Wundheilungsstörungen führen.
9	**Punktieren** Mit einer Nadel zieht der Arzt die Flüssigkeit aus dem Serom. Dabei wird unter Ultraschallkontrolle eine Kanüle an der geschwollenen Stelle angesetzt, manchmal auch mit einer Betäubungsspritze, und der Inhalt des Seroms abgesaugt. Voraussetzung für eine kunstgerecht durchgeführte Punktion ist steriles Arbeiten, um Infektionen zu vermeiden.
10	**Lymphödem** Durch Operation oder Bestrahlung können die Lymphabflusswege beeinträchtigt werden, so dass der Flüssigkeitstransport nicht ausreichend ist und es (bei Brustkrebs) zu Schwellungen im Arm kommt. Deshalb sollte man den Arm nach der Operation schonen und auf schweres Tragen verzichten. Da auch Verletzungen ein Lymphödem hervorrufen können, sind bei der Gartenarbeit Handschuhe unverzichtbar.
11	**Neuropathien** Neuropatische Beschwerden gelten als gefürchtete Nebenwirkung einiger Krebsbehandlungen. Vor allem einige Chemotherapie-Medikamente lösen bei Patienten Miss- empfindungen oder Taubheit in Händen und Füßen aus. Dem kann u.U. vorgebeugt werden durch Kältepackungen während der Chemogabe.
12	Mehr Infos unter **www.krebsinformationsdienst.de**

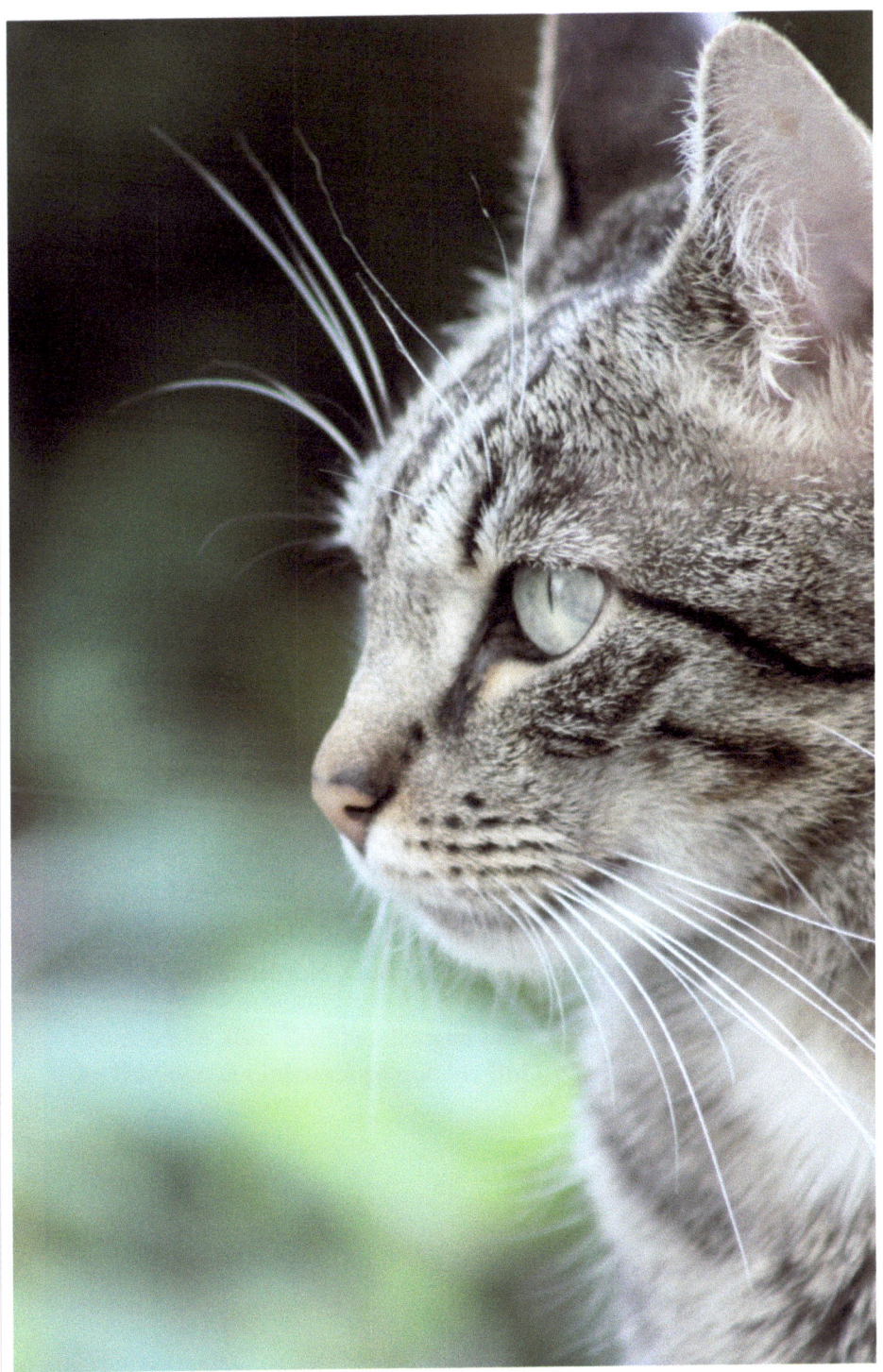

Ursula Kraemer
Aufbruch zu neuen Ufern -
Gut vorbereitet in den Ruhestand

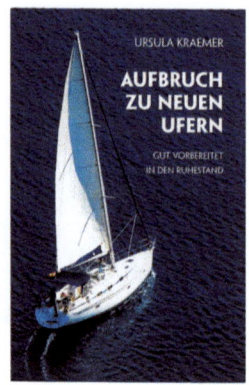

Wer bin ich, wenn ich nicht mehr arbeite?
Was kommt, wenn der Terminkalender das
Leben nicht mehr bestimmt? Der Eintritt
in den Ruhestand ist ein einschneidendes
Ereignis. Wer die anstehende Phase positiv
gestalten will, tut gut daran, sich rechtzeitig
darauf vorzubereiten.

Gerade diejenigen, die sehr viel gearbeitet hatten, bevor sie in
den Ruhestand gingen, spüren vielleicht, dass ihr Leben nicht
in Balance ist, und möchten dies ändern.

Mit Vorschlägen, Ideen, konkreten Tipps, mit eigenen Erfahrungen und Beispielen aus ihrer Coachingpraxis begleitet die
Autorin ihre Leserinnen und Leser auf dieser Suche. So finden
sie heraus, was ihr Leben im Ruhestand erfüllend macht.

187 Seiten
BoD Norderstedt 2017
ISBN 978 - 374 – 483 - 6135

Erhältlich in allen Buchhandlungen in Deutschland, Österreich,
der Schweiz, in Onlineshops und bei BoD, Norderstedt

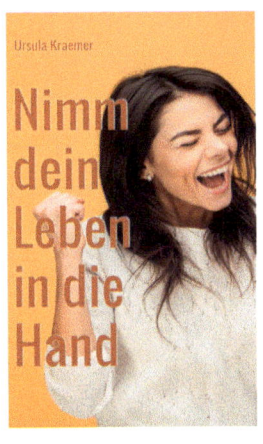

Ursula Kraemer
Nimm dein Leben in die Hand

Wer Veränderung möchte, darf sich nicht auf ausgetretenen Pfaden bewegen, sondern wird mutig Neues ausprobieren, Chancen ergreifen, die sich bieten und Gelegenheiten schaffen, wo noch keine sind.

Ursula Kraemer schildert ihren Weg, der sie über etliche Stationen schließlich zu ihrer Berufung führte: Sie wurde Coach, machte sich selbständig und schaffte den Spagat zwischen erfolgreicher Arbeit, Zeit für ihre Kinder und persönlichen Hobbys.

Begleiten Sie die Autorin und lassen Sie sich anregen, Ihren eigenen Weg zu finden.

236 Seiten
BoD Norderstedt 2018
ISBN 9783752880625

Erhältlich in allen Buchhandlungen in Deutschland, Österreich, der Schweiz, in Onlineshops und bei BoD, Norderstedt